VEINES JUGULAIRES SUPERFICIELLES

TRONC ARTÉRIEL THYRO-CERVICAL

PAR

Le Dr P.-E.-M. DUVAL

Ancien professeur aux Écoles de médecine navale
Répétiteur à l'École principale du Service de Santé de la marine à Bordeaux
Lauréat de la Faculté de médecine de Bordeaux (Prix Godard, 1883.)
Chevalier de la Légion d'honneur

27 figures dans le texte.

PARIS

G. STEINHEIL, ÉDITEUR

2, RUE CASIMIR-DELAVIGNE, 2

1891

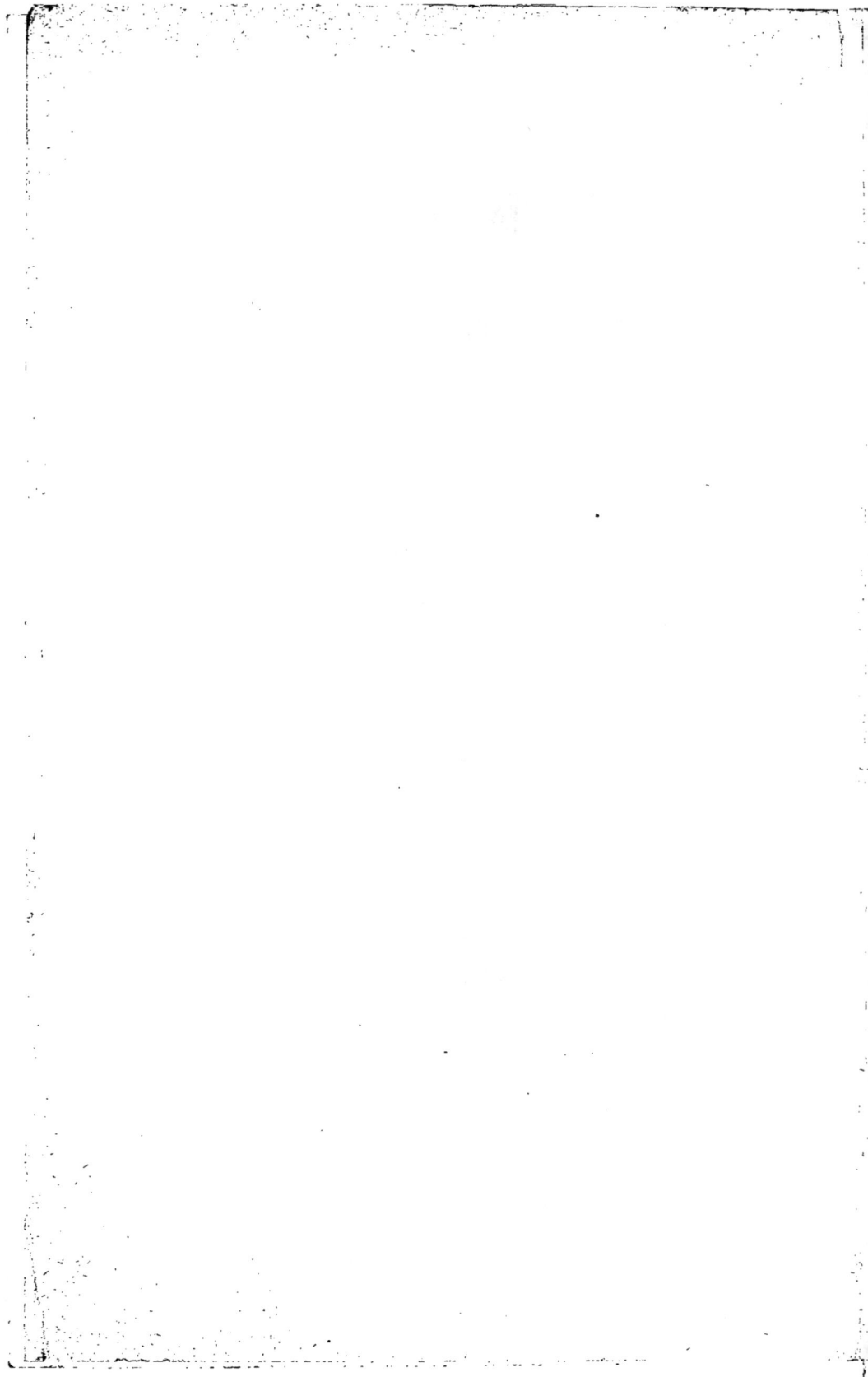

VEINES JUGULAIRES SUPERFICIELLES

TRONC ARTÉRIEL THYRO-CERVICAL

IMPRIMERIE LEMALE ET Cⁱᵉ, HAVRE

VEINES JUGULAIRES SUPERFICIELLES

TRONC ARTÉRIEL THYRO-CERVICAL

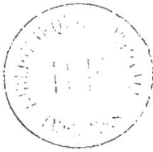

PAR

Le Dr P.-E.-M. DUVAL

Ancien professeur aux Écoles de médecine navale
Répétiteur à l'École principale du Service de Santé de la marine à Bordeaux
Lauréat de la Faculté de médecine de Bordeaux (Prix Godard, 1883.)
Chevalier de la Légion d'honneur

27 figures dans le texte.

PARIS

G. STEINHEIL, ÉDITEUR

2, RUE CASIMIR-DELAVIGNE, 2

1891

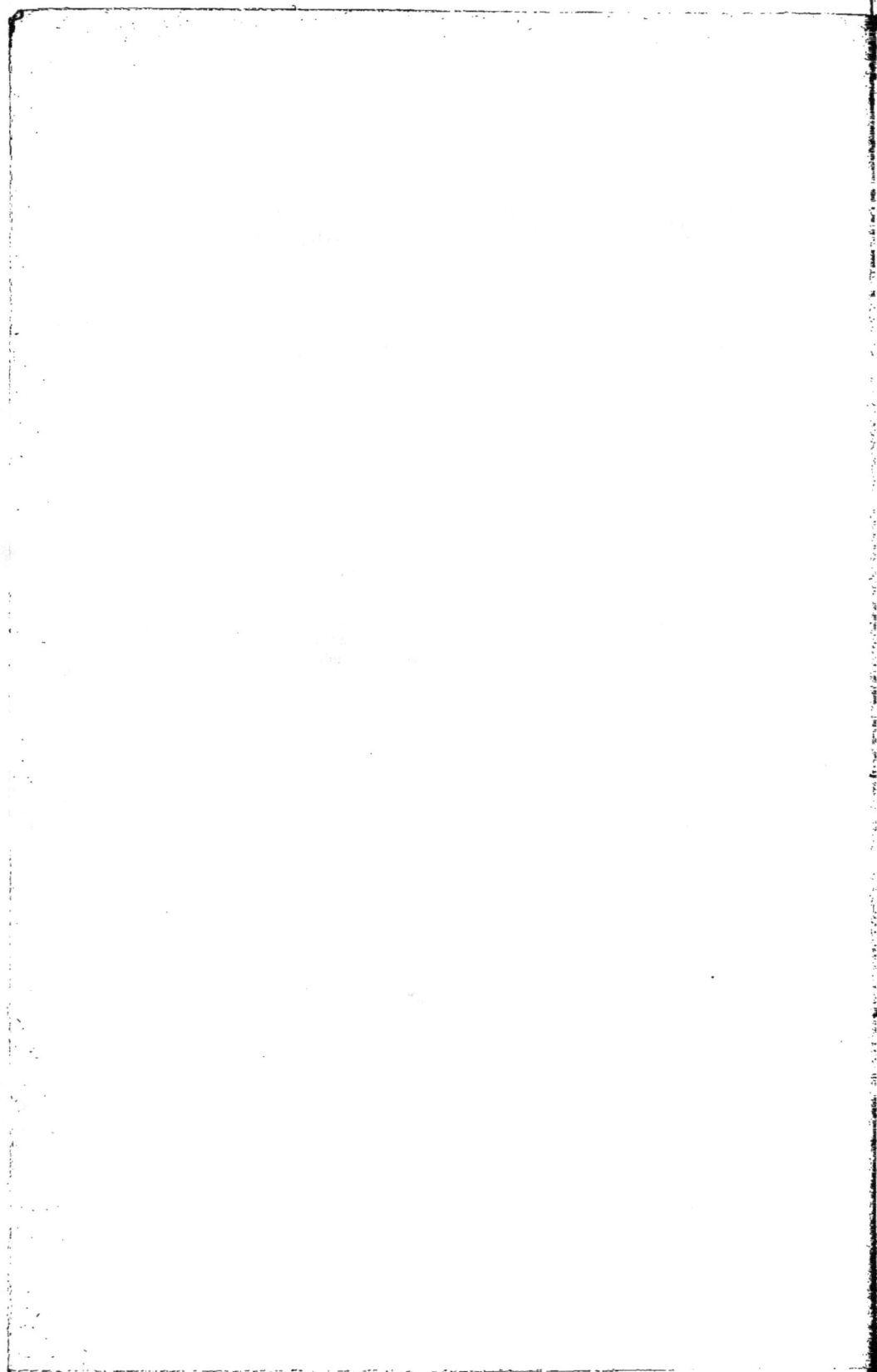

A MON ONCLE

MARCELLIN DUVAL

AVANT-PROPOS

La Société anatomique de Paris, dans sa séance du 3 avril 1891, a bien voulu recevoir une communication relative à quelques anomalies rencontrées sur le même sujet au cours d'une dissection récente de la région cervicale superficielle et de la région sus-claviculaire.

Cette observation a paru dans le *Bulletin de la Société* (LXVI° année, 5° série, t. V, mars-avril 1891, fascicule n° 9).

Il s'agissait de dispositions anormales bilatérales, mais différentes des *jugulaires externes* et des *jugulaires antérieures*,

d'un petit muscle *supplémentaire* émané du trapèze,

d'une *variété artérielle* particulière du *tronc thyro-cervical*.

A propos de ce cas qui n'a sans doute en lui-même rien d'assez extraordinaire pour justifier une publication, il a paru opportun d'étendre un peu le débat et de développer dans un petit mémoire complémentaire, les parties intéressantes et les questions litigieuses qui ne pouvaient être qu'effleurées, dans une communication où la sobriété est de commande.

Je me suis proposé la tâche délicate de fixer dans leur forme habituelle (ce qu'en anatomie on est convenu d'appeler l'état normal) certains détails anatomiques relatifs aux jugulaires et au tronc thyro-cervical.

Des citations empruntées aux auteurs classiques, ainsi qu'à d'autres anciens ou modernes moins connus, la comparaison de ces diverses descriptions qui, différant parfois plus ou moins de la réalité, ne s'accordent pas toujours dans les détails et laissent l'observateur dans l'incertitude, enfin quelques considérations appuyées de l'observation personnelle,

Tels sont les éléments qui semblent devoir permettre d'aboutir à une conclusion intéressante pour l'anatomie et la médecine opératoire.

Trois chapitres divisent ce travail :

1° Préparation.

2° Citations.

3° Conclusion.

De nombreux dessins accompagnent le texte.

Ceux du 2ᵉ chapitre puisés dans divers auteurs ou imaginés pour les besoins de la cause dans le but de préciser les descriptions, sont dus en partie à M. Jourdran, élève de l'école principale du service de santé de la marine à Bordeaux.

L'obligeance et le talent de mon jeune collaborateur

auront, je l'espère, largement contribué à rendre cette étude moins aride.

Je tiens à remercier tout particulièrement l'éditeur, M. Steinheil, pour le soin qu'il a apporté à l'exécution consciencieuse de ce petit travail.

CHAPITRE PREMIER

PRÉPARATION

COTÉ DROIT

Incision verticale étendue de l'apophyse mastoïde à la clavicule. Deux incisions horizontales perpendiculaires à la première, parallèles l'une à la clavicule, l'autre au bord inférieur de la mâchoire, pour relever en sens opposé deux grands lambeaux quadrilatères.

De chaque côté la peau est rabattue doublée du feuillet aréolaire graisseux du fascia superficialis, le *peaucier doublé* du feuillet lamelleux de ce *fascia* est rabattu en entier de dedans en dehors, ne laissant vers la ligne médiane que quelques débris destinés à faire ressortir l'origine de la veine *jugulaire antérieure droite*.

On a sous les yeux l'*aponévrose cervicale superficielle*, tendue comme un voile léger, transparent, au-devant des muscles de la région sous-hyoïdienne et du muscle sterno-mastoïdien qu'elle enveloppe; parvenue au bord postérieur de ce dernier, l'*aponévrose* épaissie *se jette comme* un pont sur l'espace du *triangle sus-claviculaire* qui sépare le sterno-mastoïdien du trapèze.

Afin de dégager la base du triangle, la *moitié interne de la clavicule* est enlevée de son *étui périostique* qu'on laisse soigneusement en place afin de conserver les rapports :

Deux veines descendent obliquement en dedans et en bas vers la clavicule (fig. 1) :

En dedans la *jugulaire antérieure*, issue de deux

branches d'origine sous-cutanée, dont le tronc commun après avoir traversé le peaucier, atteint rapidement le sterno-mastoïdien vers son quart inférieur,
envoie à ce niveau une branche de communication

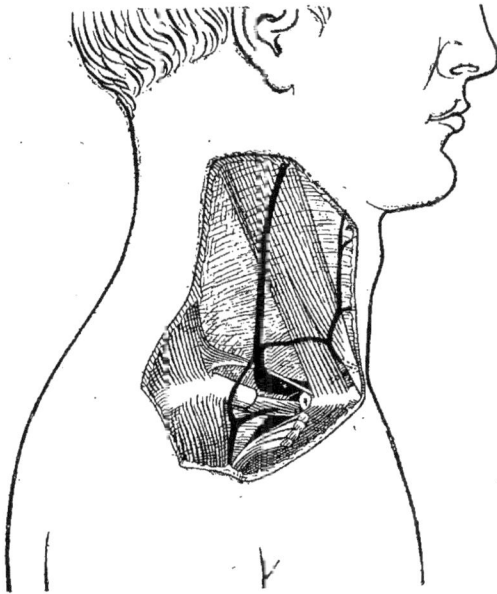

FIG. 1. — Veines jugulaires externe et antérieure anormales. — Petit muscle
trapézo-claviculaire supplémentaire. — Un morceau du corps de la clavicule a
été réséqué pour montrer la perforation du muscle sous-clavier par la veine
céphalique sans détruire l'anastomose de celle-ci avec la jugulaire.

transversale à la jugulaire antérieure gauche, puis
croise la face externe du chef sternal, et parvenue à
l'intervalle qui sépare les deux chefs terminaux se
bifurque.

. Une *branche transversale* longue de 0ᵐ,05, parallèle
à la clavicule, dont elle est distante de 0ᵐ,02, franchit
au-dessus de l'aponévrose cervicale toute la largeur du
faisceau claviculaire et gagne la *jugulaire externe*,
qu'elle atteint à 0ᵐ,015 du bord postérieur du muscle.

La *seconde branche* de bifurcation représente la partie terminale un peu modifiée de la jugulaire antérieure.

Plongeant à travers la gaine aponévrotique dans
l'intervalle qui sépare les chefs musculaires, elle descend obliquement en dedans vers le *chef sternal sous
lequel* elle se place ; puis *revient* sur ses pas en formant
avec sa première direction un *angle très aigu ouvert
en dehors. Du sommet* de cet angle une *branche transversale* gagne la jugulaire du côté opposé, derrière *le
sternum* dont elle longe le bord supérieur.

La *branche inférieure* de ce V terminal se rend
à la partie antérieure du confluent veineux, située dans
ce *trajet rétrograde* long de 0ᵐ,03, derrière le chef claviculaire, puis *derrière la clavicule* contre laquelle elle
est accolée par l'aponévrose cervicale moyenne omo-
hyoïdienne.

En dehors, la jugulaire externe sous-jacente au peaucier, descend obliquement sur le muscle sterno-mastoïdien, atteint son bord postérieur vers la moitié inférieure du muscle et s'écarte *graduellement de ce bord*
jusqu'à la clavicule où *l'intervalle* est de 0ᵐ,02.

Traversant alors le feuillet sterno-trapézien, la veine devient transversale formant avec la portion descendante un angle à peine obtus. La portion transversale est RÉTROCLAVICULAIRE, située derrière l'os entre l'aponévrose sterno-mastoïdienne qui s'y insère et l'aponévrose omo–hyoïdienne fixée au bord postérieur.

La *longueur* du trajet horizontal *rétroclaviculaire* est de 0^m,02. En soulevant la portion horizontale, on découvre la veine sous-clavière qui, comme la veine J.E gagne un gros renflement veineux, *véritable con-fluent* interposé entre la veine sous–clavière et la veine J.I.

On trouve donc à la partie antérieure du confluent la J.A., en dedans et en haut la J.I., en dehors la J.E. ; enfin sur un plan postéro-inférieur la veine sous-clavière.

La *veine céphalique* contenue dans le sillon deltoïdo-pectoral se *bifurque* au niveau de la clavicule en *branche profonde sous-claviculaire* qui, croisant obliquement le sous-clavier en perce l'étui près de son insertion pour gagner la veine sous-clavière.

En *branche superficielle sus-claviculaire* qui va se *jeter dans la J.E.* à 0^m,01 1/2 au-dessus de la clavicule.

Muscles. — Le sterno-cléido-mastoïdien est large, épais, son insertion au sternum et à la clavicule a 0^m,07 *d'étendue*, $0^m,04$ pour le faisceau claviculaire, $0^m,03$ pour le faisceau sternal.

Le *trapèze* présente une particularité intéressante ; ses insertions claviculaires ne dépassent pas le tiers externe de l'os. Mais de son bord antérieur part un faisceau musculaire grêle, parallèle à la clavicule au-dessus de laquelle il décrit une courbe allongée dont la flèche est à $0^m,01$ de l'os ; le petit faisceau supplémentaire dégénère en tendon très fin et très brillant qu'accompagnent longuement les fibres musculaires, et qui va s'insérer à la clavicule immédiatement en arrière du bord externe du faisceau claviculaire sterno–mastoïdien. Ce petit pont intermusculaire qui croise la veine J. E. derrière laquelle il passe, a $0^m,06$ de longueur. Une petite toile cellulo-fibreuse mince et sans résistance, émanation de l'aponévrose cervicale superficielle sterno-trapézienne qui lui est sous-jacente unit le faisceau trapézien anormal à la clavicule.

La veine J.E. traverse ce léger feuillet avant de perforer l'aponévrose cervicale pour décrire son trajet horizontal rétro-claviculaire.

Après avoir disséqué et rabattu en dehors de l'aponévrose cervicale superficielle et le muscle sterno-cléido-mastoïdien, on découvre l'aponévrose moyenne engainant les omoplat-hyoïdien, sterno-hyoïdien et sterno-thyroïdien. Ne trouvant ici rien d'anormal, on relève cette couche séparée de l'aponévrose scalénaire par un tissu lamello-graisseux ganglionnaire.

Nous trouvons ainsi de dedans en dehors la bifurcation du tronc artériel brachio-céphalique, l'artère
sous-clavière et les nerfs du plexus brachial.

Artères. — Parmi les branches de l'artère sous-clavière le *tronc thyro-cervical* offre une disposition qui
mérite d'être signalée.

On connaît la disposition normale de ce tronc telle
que Marcellin Duval l'a décrite en 1853.

Né de l'artère sous-clavière en dedans du scalène
antérieur, il se bifurque bientôt (fig. 2) en :

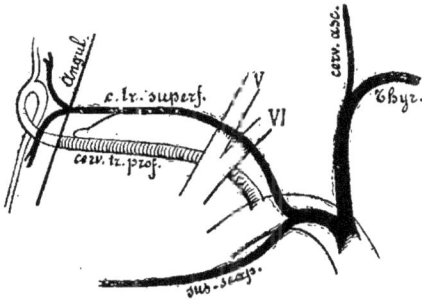

FIG. 2. — Distribution typique des branches du tronc thyro-cervical. — Origine
commune des artères scapulaire supérieure et cervicale transverse superficielle,
— V et VI forment le tronc nerveux devant lequel reste la cervicale transverse
superficielle, derrière lequel passe la cervicale transverse profonde (scapulaire
postérieure).

1° Branche verticale, thyroïdienne inférieure d'où
naît la cervicale ascendante ;

2° Branche horizontale qui se divise sur le scalène
antérieur en scapulaire supérieure et cervicale trans-

verse superficielle (fig. 2, type n° 1, d'après l'Atlas de
Marcellin Duval), les deux artères peuvent naître directement du tronc thyro-cervical, parfois très écartées l'une de l'autre (fig. 3).

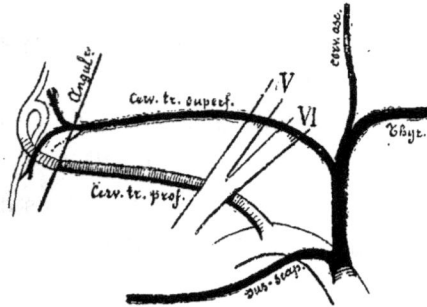

FIG. 3. — Distribution typique des branches du tronc thyro-cervical. — Origine
séparée des artères sus-scapulaire et cervicale transverse superficielle. — V et
VI forment le tronc nerveux derrière lequel passe la cervicale transverse
profonde (scapulaire postérieure).

De la sous-clavière

En dehors des scalènes naît la cervicale transverse
profonde dite scapulaire postérieure (1).

Il y a donc à l'*état normal* 2 cervicales transverses :
la superficielle, la *profonde ou scapulaire postérieure*,

La *superficielle* traversant le triangle sus-claviculaire en lui abandonnant quelques rameaux, va s'épuiser dans le trapèze en s'anastomosant avec une branche
de la profonde.

La *cervicale transverse profonde* peut manquer :

(1) Voir le *Traité de ligatures*, de MARCELLIN DUVAL, p. 164.

Elle est alors suppléée dans son trajet scapulaire par la superficielle, qui conserve jusqu'à l'angulaire son origine, son trajet et sa distribution ordinaires. Mais au lieu de s'épuiser dans le trapèze auquel elle fournit de volumineux rameaux, elle plonge sous l'angulaire pour devenir la scapulaire postérieure.

La fig. 4 montre cette suppléance de la cervicale transverse profonde absente, par la cervicale transverse superficielle ; c'est le cas observé sur le sujet et décrit ci-dessous :

Né en dedans du scalène antérieur près du bord antérieur de ce muscle, de la partie supérieure de la sous-clavière, le *petit tronc* thyro-cervical, après un court trajet vertical se *bifurque :* en *branche verticale* la *thyroïdienne inférieure* qui fournit la *cervicale ascendante*, et *branche horizontale* perpendiculaire au muscle scalène antérieur sur lequel, après un *trajet* de *quelques centimètres*, elle se *bifurque* en *scapulaire supérieure* et *cervicale transverse superficielle* ; celle-ci traversant dans toute sa largeur le triangle sus-claviculaire, lui fournit chemin faisant de *nombreux rameaux*, puis, après avoir desservi le trapèze, *arrivée à l'angulaire* de l'omoplate plonge sous ce muscle, suivant à partir de ce point le trajet connu de la *scapulaire postérieure*.

On cherche en vain entre les scalènes, en dehors de ces muscles, au milieu des nerfs du plexus, la branche

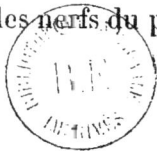

D.   2

volumineuse qu'on y rencontre d'ordinaire et qui se réserve le plus souvent la dernière partie du chemin que je viens de tracer.

La veine jugulaire interne reçoit vers la partie moyenne du cou un tronc commun formé des veines linguale, faciale et thyroïdiennes.

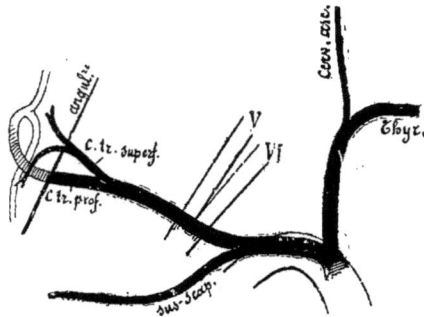

FIG. 4. — La cervicale transverse profonde (scapulaire postérieure) naît du tronc qui lui est commun avec la transverse superficielle, et ce tronc mérite les qualificatifs transverse superficiel à cause de son origine (tronc thyro-cervical) et de sa situation (devant les nerfs V et VI).

Les branches collatérales de l'artère *carotide externe* offrent une disposition différente de l'état normal.

On sait que d'ordinaire, entre le lieu de bifurcation de la carotide primitive et la naissance de la première collatérale de la carotide externe, existe un espace de quelques millimètres à peine, circonstance éminemment défavorable à la formation d'un caillot obturateur dans le cas de ligature (Marcellin Duval, Farabeuf).

Ici l'espace séparant le lieu de bifurcation de la nais·

sance de la thyroïdienne supérieure était de 0ᵐ, 01 1/2,
En revanche 0ᵐ,002 séparaient l'origine de la thyroïdienne supérieure de celle de la linguale. Le lieu d'élec-
tion habituel se trouvait par ce fait condamné.

Entre la linguale et la faciale, il y avait 0ᵐ,005.

COTÉ GAUCHE

La veine jugulaire antérieure issue de rameaux
extrêmement ténus, descend sur la ligne médiane pour
gagner l'insertion inférieure du sterno-mastoïdien,
sous lequel elle plonge pour gagner la partie antérieure du confluent veineux, après avoir décrit un
trajet rétro-claviculaire de 0ᵐ,02.

Chemin faisant, deux branches déjà citées, ont assuré
à la partie inférieure du cou, puis derrière le bord
supérieur du sternum, la communication avec la veine
du côté droit.

Pendant son parcours, la jugulaire antérieure sous-
jacente au peaucier dans presque toute sa portion cervicale, traverse, près de sa terminaison, l'aponévrose
cervicale superficielle pour aller s'abriter derrière le
muscle sterno-mastoïdien et la clavicule.

La veine jugulaire externe depuis son origine appa-
rente à l'angle maxillaire jusqu'à la clavicule offre une
direction presque verticale. Dans le trajet sterno-mastoïdien, l'obliquité est à peine sensible.

Le tiers moyeu de la jugulaire externe présente une
disposition assez remarquable. On y voit une grande
boucle veineuse ainsi formée :

Dès qu'elle atteint le bord antérieur du muscle vers
l'union du tiers moyen avec le tiers supérieur, la veine

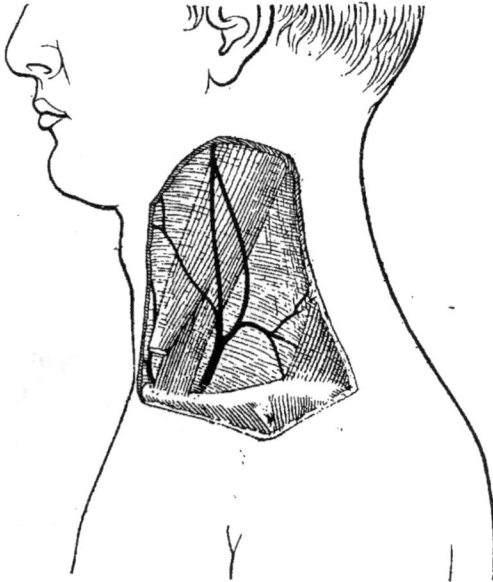

Fig. 5. — Veines jugulaires antérieure et externe du côté gauche.

se sépare en deux branches inégalement courbes qui,
se réunissant vers le tiers inférieur du muscle, à 0^m,03
de la clavicule, *interceptent une ellipse* dont le grand
axe vertical a 0^m,5, et le petit 0^m,015.

La courbe antérieure de cette ellipse appartient à un

très grand rayon ; croisant presque verticalement la face externe du muscle sterno-mastoïdien, elle gagne lentement son bord postérieur qu'elle longe un moment avant de se joindre à la courbe postérieure pour former la boucle veineuse.

La courbe postérieure est beaucoup plus accentuée, par suite son rayon plus petit.

L'*une* et l'*autre* reçoivent près de leur terminaison des *branches collatérales* :

A l'antérieure vient aboutir tout près de l'extrémité inférieure de l'ellipse, un *tronc long* et grêle obliquement descendu de la région médiane superficielle du cou, et que forment à l'origine par leur réunion, deux branches sous-mentales sous-cutanées, *dérobées à la J. A.*

Dans la courbe postérieure vient se jeter un *tronc assez volumineux*, long de $0^m,01$, et qui figure assez nettement le *rayon interne* d'une *étoile veineuse à 4 branches*, complétée par 3 veines tributaires, la scapulaire supérieure, la cervicale transverse superficielle, et un petit affluent superficiel du triangle sus-claviculaire.

La jugulaire externe *redevenue simple* continue à côtoyer le bord postérieur du sterno-mastoïdien, dont elle s'écarte en bas, près de la clavicule, de quelques millimètres à peine.

Elle finit par traverser l'aponévrose ; et, pour aller se jeter dans le confluent veineux, elle décrit un coude plus obtus qu'à droite, et suit le bord postérieur de la clavicule pendant l'espace de $0^m,01$ seulement.

La veine céphalique est normale.

Aussi bien qu'à droite, la veine sous-clavière et la J. I. ont leur embouchure aux extrémités d'un renflement veineux, confluent commun aux jugulaires externe et antérieure qui viennent se jeter dans l'espace laissé libre par les deux premières et sur un plan un peu antérieur.

Du côté des artères, nous retrouvons à gauche les dispositions que nous avons relevées à droite :

Le tronc *thyro-cervical*, né en dedans du scalène antérieur, émet une *branche verticale*, la *thyroïdienne inférieure* qui fournit l'ascendante ; un *tronc horizontal* bientôt bifurqué en *scapulaire supérieure* et *cervicale transverse superficielle* ; celle-ci qui, chemin faisant a donné de nombreux rameaux au triangle sus-claviculaire et surtout au trapèze, plonge sous l'angulaire pour *devenir scapulaire postérieure*.

Entre les scalènes, en dehors d'eux, au milieu des nerfs du plexus brachial, aucune collatérale.

La carotide externe présente dans les branches qui composent son bouquet artériel, les mêmes dispositions qu'à droite, c'est-à-dire un intervalle relativement considérable entre le lieu de bifurcation de la carotide primitive et l'origine de la thyroïdienne supérieure, un espace très court entre celle-ci et la faciale.

Muscles. — Le sterno-cléido-mastoïdien est un peu moins volumineux qu'à droite ; son insertion inférieure sterno-claviculaire a $0^m,062$.

L'insertion claviculaire antérieure du trapèze arrive à $0^m,11$ de l'extrémité sternale de l'os qui a $0^m,18$ de longueur. Aucun faisceau musculaire accessoire n'est émis par le trapèze.

J'ai examiné attentivement les principales autres veines et artères de la moitié supérieure du sujet sans y rien trouver de particulier.

RÉSUMÉ

Il semblera sans doute utile de rappeler rapidement les quelques faits anormaux ou normaux que cette préparation a mis sous nos yeux, et que j'ai cru devoir signaler pour en tirer les conclusions qu'ils comportent.

Les anomalies concernent : des veines ; des artères ; des muscles.

Du côté des veines on remarquera :

A droite, les *communications anormales* dans leur existence ou leur siège de la J. A. avec sa congénère, et avec la J. E., la position superficielle de la partie terminale située au-devant du sterno-mastoïdien entre les faisceaux duquel elle disparaît, au lieu de passer sous le chef sternal sans avoir croisé le muscle.

La bifurcation de la *céphalique* et l'embouchure dans la J. E. de sa branche sus-claviculaire.

A gauche, la boucle elliptique de la jugulaire *externe*, qui recueille des branches destinées à l'antérieure, et l'*étoile veineuse des scapulaires*, les rapports étroits de la veine J. E. avec le muscle sterno-mastoïdien.

Pour les deux côtés on notera l'existence d'un trajet rétro-claviculaire des jugulaires superficielles, trajet normal dont l'étendue variable est subordonnée à certaines circonstances que nous essaierons de déterminer.

Les artères carotides externes ont été l'objet de remarques spéciales à cause de l'*intervalle inusité* qui sépare leurs branches collatérales.

Du côté de l'*artère sous-clavière*, une de ses branches ascendantes, le *tronc thyro-cervical*, a fourni une variété qui est encore la source de fréquentes confusions.

Enfin les muscles eux-mêmes : le *trapèze droit* par son *faisceau sus-claviculaire* et les deux *sterno-cléido-mastoïdiens*, par l'étendue de leurs insertions claviculaires ont pu mériter une citation spéciale.

Nous pourrons désormais juger, en présence des descriptions des auteurs, de l'intérêt offert par les observations recueillies, tant au point de vue des *anomalies* qu'on a rencontrées qu'au point de vue de certaines dispositions de l'*état normal* que cette préparation fait ressortir et sur lesquelles on a souvent négligé d'appeler l'attention, je veux parler de la *portion profonde horizontale et rétro-claviculaire* des veines jugulaires antérieure et externe.

La variété du tronc *thyro-cervical* rencontrée ici m'a paru de son côté rendre nécessaire un certain nombre de citations classiques.

CHAPITRE II

CITATIONS
DESCRIPTIONS CLASSIQUES

INTRODUCTION

Dans une étude aussi aride, il est indispensable d'apporter la plus grande clarté.

Le choix des auteurs et l'étendue des citations constituent les grandes difficultés qu'il faut chercher à vaincre.

En ce qui concerne les auteurs français, on ne trouvera ici que des noms très connus, choisis parmi ceux qui, faisant justement autorité, se trouvent entre les mains du grand nombre, beaucoup d'autres ouvrages, livres ou atlas ont été consultés ; leur enseignement ne diffère pas au fond de celui des maîtres auxquels je fais appel sans pouvoir les citer tous.

Les auteurs ont été groupés par nationalités, afin de conserver à chaque peuple son genre de description particulier, chacun paraissant d'ailleurs s'être inspiré d'un type spécial dont il est le reflet plus ou moins fidèle.

Je n'ai eu à m'occuper que de la traduction des ouvrages anglais de Gray et de Quain (1) ; je l'ai fait avec un soin consciencieux, m'attachant à conserver aux mots leur signification littérale, n'osant même parfois modifier la tournure des phrases de peur de les obscurcir ou d'en altérer le sens, au profit de l'élégance.

Une traduction n'est qu'une reproduction ; il faut s'attacher à rendre avec exactitude la pensée originale de l'auteur, sans essayer de la corriger ou de lui substituer la sienne.

Theile, professeur de Berne, a été classé avec les Allemands : son ouvrage original est écrit dans cette langue, de plus, en ce qui concerne le sujet qui nous occupe, ses idées sont celles de Tiedemann.

Les descriptions allemandes ont été rejetées vers la fin, parce que sauf celle de Gegenbaur qui en diffère complètement, elles m'ont paru, au sujet du tronc artériel *thyro-cervical*, se rapprocher beaucoup de la vérité anatomique exposée par Marcellin Duval et ses élèves dont les descriptions terminent la série.

La sobriété des citations a été recherchée, elle s'imposait pour les textes français connus de tous.

Si les étrangers sont plus généreusement représentés,

(1) Il s'agit du *Quain's elements of anatomy*, 9e édition, 1882, edited by A. Thomson, C. A. Schäfer, C. Dancer Thane.

c'est qu'on a voulu tout en épargnant à chacun l'ennui des recherches personnelles ou le souci de la traduction, assurer à la critique tous les éléments nécessaires de contrôle pour faire œuvre complète et impartiale.

On a conservé ici l'ordre adopté dans l'exposition : veines, artères, muscles.

Chaque groupe de citations sera suivi d'un court résumé qui condensera en réflexions rapides les faits saillants de la description, parfois précédée elle-même de quelques notes destinées à en faire pressentir l'esprit.

J'ai voulu ainsi écarter le reproche de prolixité en fournissant moi-même à la critique les moyens de supprimer la surcharge :

Les textes ne sont là que pour justifier les conclusions.

I. — VEINES JUGULAIRES

1° *Veine jugulaire antérieure.*

AUTEURS FRANÇAIS

CRUVEILHIER, 1867, p. 203. Direction «..... parvenue au niveau de la fourchette sternale, elle *se coude à angle droit*, se porte *horizontalement en dehors* derrière les deux faiseaux du *sterno-mastoïdien* et *vient se jeter* dans la veine *sous-clavière* en *dedans de la jugulaire externe,* mais sur un plan antérieur; dans d'autres cas enfin elle s'ouvre par un orifice commun avec la jugulaire externe.

Collatérales : « Les veines jugulaires antérieures *communiquent* par un ou deux rameaux plus ou moins volumineux *avec les veines jugulaires externes ....* » « C'est dans le même point au *niveau de la fourchette sternale* que les veines jugulaires antérieures *communiquent entre elles* par une branche *transversale.* »

« Branches d'origine. La veine jugulaire antérieure *naît souvent* de rameaux *sous-cutanés* et musculaires provenant de la région *sus-hyoïdienne* et dont la distribution représente assez bien *les divisions de l'artère sous-mentale.....* »

SAPPEY. — «... parvenue à 0^m, 01 *au-dessus de la fourchette sternale,* elle se *réfléchit,* se porte *transversalement en dehors, derrière les deux* faisceaux d'origine du *muscle précédent,* et se *termine* dans la *veine sous-clavière,* en dedans de la *jugulaire externe. Quelquefois* elle s'ouvre *dans la sous-clavière* par un orifice qui lui est *commun avec la jugulaire* externe..... »

BEAUNIS et BOUCHARD. «... Elle s'infléchit en dehors et un peu en bas, passe derrière les deux chefs du tendon du muscle sterno-mastoïdien, et vient s'ouvrir dans la veine sous-clavière entre l'embouchure de la J. E. et celle de la J. I. »

MOREL et MATH. DUVAL. «... naît en *dedans et en avant* de la *jugulaire externe* et *assez souvent* par un *tronc commun* avec elle. De là elle se porte *horizontalement en dedans,* en passant *derrière le sterno-mastoïdien,* puis se *recourbe brusquement* en haut, devient superficielle, etc...»

TESTUT. «... Chemine de chaque côté de la ligne médiane *jusqu'à un ou deux centim.* au-dessus *de la fourchette* sternale. *Là elle se coude brusquement à angle droit,*

pour se porter *horizontalement en dehors*. Elle s'engage
alors *au-dessous du muscle sterno-cléido-mastoïdien* et
vient se *terminer* dans la *veine sous-clavière*, un peu
en dedans de la *veine jugulaire externe*, quelquefois par
un *orifice* qui lui est *commun* avec *cette dernière.....
plusieurs anastomoses* la relie d'une part à la *jugulaire
externe.....* Les deux *jugulaires antérieures* sont en *outre
réunies* l'une à l'autre par une branche *anastomotique
transversale* située à un ou deux centim. *au-dessus* du
sternum. »

DEBIERRE (1890). «.... Arrivée au niveau de la fourchette du sternum, elle se recourbe en dehors, glisse sous
les attaches inférieures du sterno-mastoïdien et se jette
dans la sous-clavière en dedans de la jugulaire externe,
parfois par un orifice commun avec ce dernier vaisseau. »

AUTEURS ANGLAIS

HENRY GRAY. « *Descriptive and surgical anatomy*, 1877,
p. 431. «... La veine jugulaire antérieure... *à la partie
inférieure* du cou *passe sous ce muscle (sterno-mastoïdien)*
pour *s'ouvrir dans* la *terminaison de la jugulaire externe
ou* dans la *veine sous-clavière.....* Immédiatement *au-
dessus du sternum* les deux veines *jugulaires antérieures
communiquent* par un *tronc transversal.....* Elle com-
munique aussi avec la *jugulaire externe* et avec la *jugulaire interne.....* »

QUAIN's *elements of anatomy*, ninth edition, 1882,
p. 498. «... La veine jugulaire antérieure... descend à la
partie antérieure du cou, située à une distance variable
de la ligne médiane, et fréquemment *réunie* par une ou
plusieurs branches *transversales* avec la *veine jugulaire
externe ;* près de *l'extrémité interne* de la clavicule elle

perfore l'aponévrose... elle se *dirige alors en dehors,
derrière* l'origine du muscle *sterno-mastoïdien* pour *s'ouvrir* dans la partie terminale inférieure de *la veine jugulaire externe,* ou *quelquefois directement* dans la *veine
sous-clavière.* Les *parties inférieures* des deux veines *jugulaires antérieures* sont généralement *unies* par une *branche
transversale* contenue dans l'espace interaponévrotique
au bord *supérieur du sternum.* »

AUTEURS ALLEMANDS

THEILE, 1843, p. 620, 621. « La veine jugulaire antérieure ou cutanée antérieure du cou, jugularis anterior,
mediana colli, cutanea colli anterior (Breschet) est en
général *un tronc* qui descend depuis l'hyoïde tout auprès
de celui du côté opposé *jusqu'au sternum* et qui se rend
ensuite *en dehors*..... le tronc de la veine médiane du
cou arrive ainsi à la région *de l'hyoïde,* où il est ordinairement *uni en arcade* avec celui du *côté opposé,* et il
descend tout près de la ligne médiane..... *s'anastomosant*
avec la veine *jugulaire externe.* Au bord *supérieur du*
sternum, les troncs *des deux côtés* sont unis *en avant* par
une *branche transversale...* Vis-à-vis de cette branche
transversale le tronc de la *veine médiane* du cou se
recourbe à angle droit en dehors, et marche *le long de
la clavicule, derrière le sterno-cléido-mastoïdien,* jusqu'à ce qu'il se *réunisse avec la jugulaire externe* avant
son abouchement. Cependant cette branche transversale
qu'on appelle aussi veine cutanée inférieure du cou (cutanea colli inferior, vena colli superficialis inferior) se
jette parfois séparément dans la *sous-clavière* ou dans la
jugulaire interne » (Breschet)

GEGENBAUR. *Traité d'anatomie humaine,* Heidel-
berg, 1889, 3ᵉ édition. — « Veine médiane du cou. Elle
prend son origine dans les veines sous-mentales qui la

mettent en connexion avec les veines faciales, puis elle descend sous la peau. Ou bien elle se divise et s'unit aux deux veines jugulaires externes à la fois, ou bien elle se jette dans l'une des veines jugulaires seulement... Elle est d'autant plus développée que la veine jugulaire antérieure l'est moins, et réciproquement... Elle est souvent remplacée par plusieurs veines sous-cutanées du cou qui se réunissent en un tronc, la veine médiane du cou. — Veine jugulaire antérieure. Elle a la même origine que la précédente, et descend vers le bord antérieur du muscle sterno-cléido-mastoïdien pour s'unir à l'une des deux veines jugulaires. »

MARCELLIN DUVAL. *Atlas général d'anatomie*, 1ᵉʳ fascicule, 1853. — Jugulaire antérieure. « Différemment décrite par les anatomistes. Suivant les uns, elle descend *verticalement* sur *les côtés* de la ligne médiane du cou ; suivant les autres, elle suit *obliquement* le bord *antérieur* du *sterno-mastoïdien*. D'après ce que j'ai observé, on rencontre l'une ou l'autre de ces dispositions, ou les deux réunies (pl. 8, fig. 1).

Traité des ligatures d'artères, 1855-1859. — « La jugulaire antérieure présente comme la jugulaire externe *deux portions* à étudier : l'une est superficielle ; l'autre est profonde..... *Portion profonde*. Quel que soit le trajet de sa portion superficielle, la jugulaire antérieure arrêtée à la partie antérieure du cou, change *de direction, devient horizontale* et s'engage *derrière* le *sterno-mastoïdien*, pour se rendre au *confluent veineux*..... (même conduite à tenir) s'il existe *au-devant* du *sterno-mastoïdien une ou plusieurs* branches de *communication* entre les *jugulaires externe* et *antérieure. J'ai vu* quelquefois une *bran-*

che volumineuse allant d'une *jugulaire à l'autre passer au-devant* du *faisceau claviculaire, puis derrière le faisceau sternal.*

Conclusions. — A part la description un peu origi-nale de Gegenbaur on peut constater l'accord assez général des auteurs au sujet de la jugulaire antérieure ; presque tous signalent la coudure de cette veine et son passage derrière le sterno-mastoïdien.

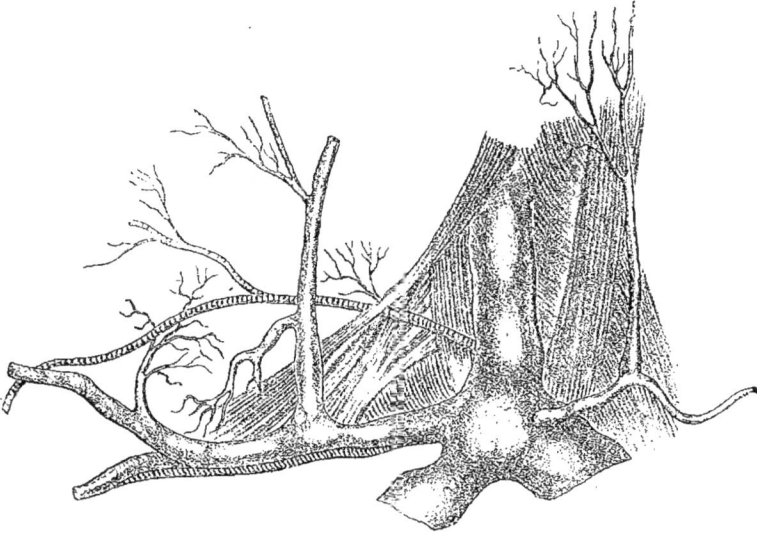

FIG. 6.

Il y a plus que cela ; un véritable trajet rétro-clavi-culaire plus ou moins long et plus ou moins oblique. Enfin la jugulaire antérieure ne se termine pas le plus souvent dans la veine sous-clavière, mais dans un point

D.   3

de renflement intermédiaire à la sous-clavière et à la jugulaire interne, « le confluent » signalé par Marcellin Duval.

En ce qui concerne les anomalies qui se rencontrent dans la préparation, les descriptions classiques précédentes les prévoient en général isolément, sinon collectivement.

Les trois figures ci-jointes sont empruntées à l'atlas de Marcellin Duval qui les a toutes dessinées d'après nature.

La fig. 6, pl. 8 de l'atlas, montre bien les longs trajets

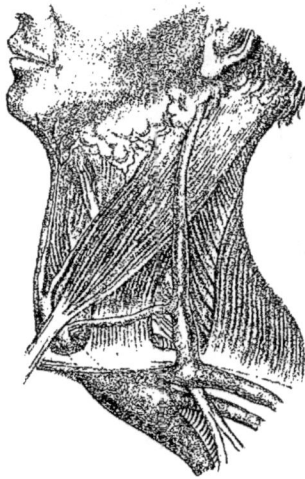 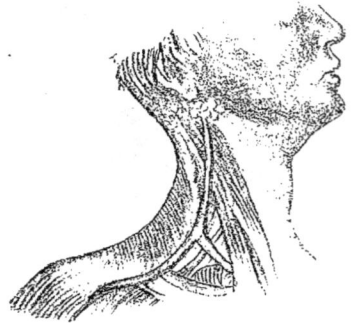

FIG. 7.   FIG. 8.

horizontaux rétro-claviculaires normaux des veines jugulaires antérieure et externe.

La fig. 7 (pl. 11 de l'atlas) représente la branche transversale de communication qui joignant les deux jugulaires passe sous le faisceau sternal pour gagner la jugulaire antérieure Ici la veine J.E. franchissant la clavicule se jette tout entière dans la céphalique.

La fig. 8 fait voir une veine céphalique dédoublée dont une partie gagne la jugulaire externe par-dessus la clavicule, l'autre partie suivant sous l'os à travers l'étui du sous-clavier le trajet classique.

Ces trois cas se sont trouvés réunis dans mon observation.

2°. — *Veine jugulaire externe.*

AUTEURS FRANÇAIS

CRUVEILHIER. — c..... Arrivée à la clavicule, la jugulaire externe s'infléchit d'arrière en avant, et s'ouvre dans la veine sous-clavière, *tantôt immédiatement, tantôt après un trajet horizontal de quelques millimètres...* Dans la région sus-claviculaire, elle répond au muscle omoplat-hyoïdien, au scalène antérieur et au plexus brachial ; elle est toutefois séparée de ces diverses parties par l'aponévrose cervicale *qu'elle traverse, au moment où elle se coude pour aller se jeter dans la veine sous-clavière.*

SAPPEY. — «... S'étend du col du condyle de la mâchoire à la partie moyenne de la *clavicule*, au niveau de laquelle elle se *coude à angle* droit pour *se jeter dans* la *sous-clavière immédiatement* en *dehors* de la veine *jugu-*

laire interne... parvenue au *niveau de la* clavicule, elle *s'infléchit* d'arrière en avant pour *s'ouvrir dans la* sous-clavière près de la *jugulaire interne.*

BEAUNIS et BOUCHARD. — «... S'étend du col du con-dyle de la mâchoire jusqu'à la veine sous-clavière dans laquelle elle se jette au niveau de la partie moyenne de la clavicule, immédiatement en dehors de l'origine du tronc veineux brachio-céphalique.

MOREL. MATH. DUVAL, 1883. — «... Naît à la *partie supérieure* de l'*extrémité interne* de la *sous-clavière* quelquefois aussi dans l'*angle de séparation* de cette *veine* et de la *jugulaire interne.* Elle se dirige d'abord *horizontalement en dehors* en passant *derrière le sterno-mastoïdien ;* arrivée au *bord externe* de ce muscle, elle se *courbe brusquement en haut.....* s'anastomose avec les *jugulaires interne* et *antérieure* dans les parties moyenne et supérieure de la région cervicale.

TESTUT. — «..... Arrivée à la clavicule, elle *perfore* de dehors en dedans l'*aponévrose* cervicale et vient se *terminer* dans le *tronc de la sous-clavière* un peu *en dehors* du point *d'abouchement* de la *jugulaire interne...* elle chemine... en dehors de l'aponévrose cervicale superficielle recouverte seulement par la peau et par le muscle peaucier..... reçoit comme *affluents...* 4° Une branche *anastomotique non constante,* émanant de la *veine céphalique* du *membre supérieur.* 5° Les veines *scapulaires supérieure* et *postérieure.* »

DEBIERRE. 1890. — «..... En pénétrant dans le creux sus-claviculaire, elle perfore l'aponévrose cervicale pour aller se jeter dans la sous-clavière en décrivant là un coude dirigé en avant..... elle se jette dans la veine sous-clavière correspondante, immédiatement en dehors de la jugulaire interne.

GRAY. — «... External jugular vein..... Dans son trajet elle croise le muscle sterno-mastoïdien et son insertion à la *clavicule*, où elle *traverse le fascia profond* et, se *termine* dans la *veine sous-clavière*, en dehors *de la jugulaire* interne. »

Branches... « cette veine reçoit... près de sa terminaison les veines *sus-scapulaire* et *cervicale transverse*. Elle *communique* avec la *jugulaire antérieure*.

QUAIN. — External jugular vein....., croisant le sterno-mastoïdien obliquement et gagnant le bord postérieur du muscle, près de la clavicule, elle *perfore le fascia*, les bords de l'ouverture étant étroitement unis à la tunique du vaisseau, et alors *incline* LÉGÈREMENT en *dedans* pour se terminer le plus souvent dans la *veine sous-clavière*, au bord externe ou en avant du muscle scalène antérieur, quelquefois à l'extrémité inférieure de la *jugulaire interne*, ou dans l'*angle* entre ces *deux grosses* veines... Elle est *rencontrée* près de sa terminaison par les *veines cervicales transverse* et *sus-scapulaire* de l'épaule correspondant aux artères du même nom, et habituellement par la *veine jugulaire antérieure* du cou. »

« Variétés des veines superficielles de la tête et du cou..... La partie inférieure de la veine jugulaire externe est *par occasion* en connexion avec la *veine céphalique* du bras au moyen d'une branche qui se dirige en bas *par-dessus la clavicule*, et dans de rares cas on a vu la *veine tout* entière prendre cette voie et plonger dans la fosse sous-claviculaire *pour rejoindre* la céphalique. »

AUTEURS ALLEMANDS

THEILE. — «... La veine jugulaire externe postérieure ou cutanée postérieure du cou (jugularis externa, cutanea colli posterior) marche plus ou moins verticalement sur la partie latérale du cou..... vers le milieu de la clavicule où elle se dirige un peu plus en avant et en dedans, pour gagner la veine sous-clavière. Sa situation serait assez bien indiquée par une ligne qu'on tirerait de l'angle de la mâchoire au milieu de la clavicule. »

GEGENBAUR. — «..... Passe sur le muscle sterno-cléido-mastoïdien, arrive *dans le triangle cervical* inférieur, et là s'unit à la veine *jugulaire interne* ou *bien souvent aussi* à la *veine sous-clavière*.

MARCELLIN DUVAL. Fascicule atlas, 1853. — « Jugulaire externe..... « peut être divisée en portion superficielle et *portion profonde*. (La première.....) couverte par le peaucier, elle passe au-devant de l'omoplat-hyoïdien, *rarement derrière*. J'ai observé cependant 14 ou 15 fois cette anomalie qui est représentée fig. 2, 5 et 8 de lapl. 8 et pl. 4 : par un hasard assez singulier, je l'ai trouvée consécutivement sur 5 sujets dans le semestre de 1850.

La *portion profonde* commence à l'endroit où la *jugulaire externe s'enfonce* sous le bord postérieur du *sterno-mastoïdien*. Elle descend assez ordinairement *jusqu'à* la clavicule, change de direction, devient *horizontale et rétro-claviculaire*, c'est-à-dire qu'elle *suit de dehors* en dedans, *d'arrière* en avant le *bord postérieur de l'os*, pour *s'ouvrir dans le* CONFLUENT (fig. 6), en d'autres termes dans le *lieu de réunion* les *diverses jugulaires,* de la *sous-clavière,* etc.

En note : « L'embouchure de la *jugulaire externe* a souvent lieu au *côté externe* du *confluent,* et *plutôt* dans un *point intermédiaire* à la *jugulaire interne* et à la veine *sous-clavière* QUE DANS LA VEINE SOUS-CLAVIÈRE elle-même..... »

« Je possède 4 exemples de veines *J. E.* s'ouvrant *très haut* dans la *J. I.* à 3, 4 et même 5 cent. au-dessus de la clavicule, après s'être coudée sur elle-même, et après un *trajet presque horizontal.* »

C. AUFFRET (1). *Manuel de dissections des régions et des nerfs,* 1881. «..... La veine J. E. descend ainsi jusqu'au *niveau de la clavicule* où elle se *trouve* à 0,07 de l'*extrémité interne* de cet os ; *c'est là que serait* d'après la description de tous les auteurs classiques le *confluent de la veine J. E.* dans la *sous-clavière.*

C'est une grande erreur qui peut être *fatale* au point de vue *opératoire.*

Quand on aura relevé le feuillet aponévrotique *sterno-trapézien,* on trouvera au-dessous le feuillet moyen sous l'aponévrose cervicale ou *omo-claviculaire,* qui, comprenant dans son dédoublement le muscle omo-hyoïdien ou omo-claviculaire, et *venant s'insérer* au *bord postérieur* de la *clavicule,* laisse ainsi *entre lui* et le *feuillet précédent* un *intervalle prismatique* à base inférieure.

(1) L'auteur, médecin en chef de la marine, sous-directeur à l'École de médecine navale de Brest, a été pendant de longues années professeur d'anatomie....., puis de médecine opératoire, de clinique, etc., à cette école; c'est un de nos maîtres les plus justement appréciés.

Eh bien, *c'est le long de cette base, entre les deux feuillets* et *derrière la clavicule,* que l'on trouvera et que l'on *devra montrer* un *tronc volumineux* qui n'est que la *portion horizontale* de la *veine J. E.* qui, arrivée où nous l'avons laissée plus haut, à 0,07 *environ* de la clavicule (*extrémité interne*) a *perforé l'aponévrose* superficielle, s'est *recourbée à angle droit* en suivant ainsi un trajet appelé RÉTRO-CLAVICULAIRE par MARCELLIN DUVAL, le *seul* anatomiste qui ait parfaitement *décrit* cette *disposition,* portion *rétro-claviculaire* qui est à la *J. E.* ce qu'est à la *J. A.* sa *portion horizontale rétro-claviculaire* et qui ne *se jette dans* la *sous-clavière* qu'après avoir *perforé* le *second* feuillet ou omo-claviculaire. »

Conclusion. — En ce qui concerne la jugulaire externe, la plupart des auteurs s'accordent à lui fixer une route assez uniforme jusqu'à la clavicule où elle suit un *trajet horizontal* que quelques-uns, les *français* surtout, *indiquent* et que d'autres *laissent supposer,* pour *aller se jeter* dans la *sous-clavière près de la jugulaire interne, ordinairement dans celle-ci,* d'après Gegenbaur. La figure 9 ci-jointe, qui est la même que celle de la page 33, fait ressortir le *long trajet* horizontal *rétro-claviculaire* signalé par Marcellin Duval, Auffret... et que, pour ma part, je reconnais comme l'*état normal.*

Ce *trajet rétro-claviculaire* a bien son importance *anatomique* et *opératoire ;* il n'est pas indifférent de le rencontrer sous *le bistouri* quand on veut *lier l'artère* sous-clavière ; si l'on commet la faute, *grave même sur le cadavre,* de l'*ouvrir,* on se gardera de *confondre* ce tronc avec la *veine sous-clavière* sous-jacente et encore *intacte.*

C'est l'erreur que Marcellin Duval a vu souvent commettre. La longueur du trajet rétro-claviculaire de la veine est variable : Sur le sujet observé elle était de $0^m,02$ du côté droit, de $0,01$ à gauche.

Cette *longueur semble dépendre* de *l'obliquité* de la portion *verticale* superficielle de la J. E. et de l'étendue de l'*insertion claviculaire* du *sterno-mastoïdien.*

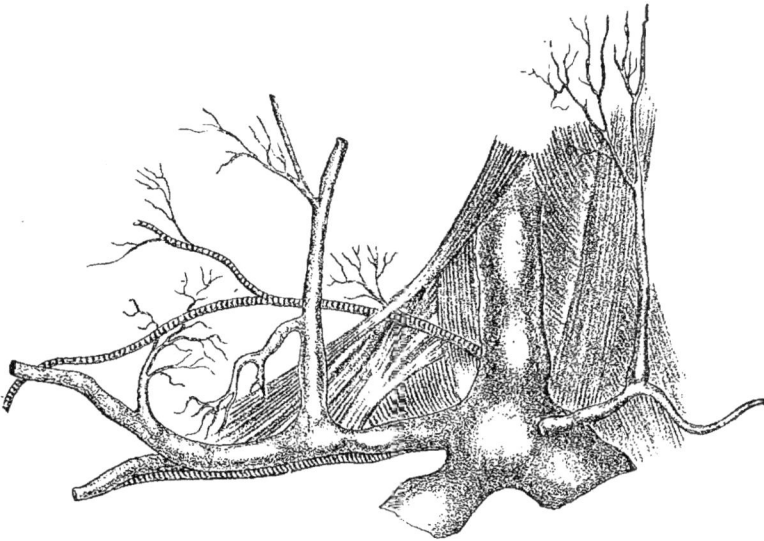

FIG. 9.

D'une part, plus l'obliquité de la portion superficielle sera grande de l'angle maxillaire à la clavicule, plus devra être longue la portion horizontale, partie terminale de la J. E. qui gagne son embouchure, à la condition, bien entendu, d'admettre que le tronc veineux brachio-céphalique ait conservé par rapport à la ligne médiane sa distance habituelle.

D'autre part plus étendues seront les insertions cla-viculaires du sterno-mastoïdien, plus éloignée elle-même de son embouchure sera la partie coudée de la veine qui doit plonger sous le muscle en perforant l'a-ponévrose qui vient former son étui aponévrotique.

Ces deux conditions paraissent assez indépendantes.

Dans le cas actuel, le muscle sterno-mastoïdien droit a $0^m,07$ d'insertion claviculaire ; le coude jugulaire en est distant de $0^m,02$.

A gauche l'insertion claviculaire du muscle a $0^m,062$; le coude jugulaire est presque tangent au bord postérieur du sterno-mastoïdien.

En revanche à droite l'obliquité descendante de la J.E. est grande ; à gauche la veine est presque verticale.

Enfin la veine J. E. va s'ouvrir au confluent plutôt que dans la veine sous-clavière.

J'abrège à dessein l'étude de la portion profonde nor-male et anormale des jugulaires. J'espère pouvoir pro-chainement combler cette lacune dans un nouveau mé-moire qui envisagera en même temps la question au point de vue opératoire.

II. — TRONC ARTÉRIEL THYRO-CERVICAL

L'observateur consciencieux qui veut aborder livre
en main devant le sujet l'étude de certaines branches
de l'artère sous-clavière, éprouve d'ordinaire une sin-
gulière déception.

Quel que soit l'ouvrage classique auquel il accorde
sa confiance, si bien justifiée d'habitude, la concordance
parfaite entre la description et la nature fait ici dé-
faut.

Plus il consulte d'ouvrages et de sujets, plus son
incertitude augmente, jusqu'à ce que tout espoir de
solution satisfaisante disparaisse. Cette capricieuse
région semble dédaigner le cadre classique dans lequel
l'observateur s'efforce de la faire entrer et se dérobe
sans cesse.

Le plus souvent, un élève impatient en conclura
sans autre souci que sa mauvaise chance l'ayant con-
duit devant la série noire des anomalies, il est plus
simple d'apprendre de mémoire une petite formule
que les dessins de ses livres expliquent bien plus clai-
rement que le sujet lui-même.

Les branches artérielles auxquelles je fais allusion,
sont :

La *thyroïdienne inférieure*,

La *scapulaire supérieure* ou sus-scapulaire,

Et celle que les auteurs français appellent la *scapulaire postérieure* ou *cervicale transverse*.

En tout trois artères qui ont exercé sans résultat l'imagination des anatomistes.

Pour mettre tout le monde d'accord, je voudrais, après Marcellin Duval, rappeler qu'il existe une 4ᵉ artère, la *cervicale transverse superficielle*.

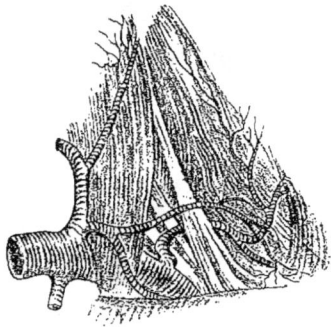

Fig. 10. — D'après MARCELLIN DUVAL. — Le tronc *thyro-cervical* donne naissance à la *thyroïdienne inférieure* qui fournit l'*ascendante*, à un petit *troncule transversal* bientôt bifurqué en *scapulaire supérieure* et *cervicale transverse superficielle*. La *cervicale transverse profonde* ou *scapulaire postérieure* naît de la sous-clavière en dehors des scalènes.
Il y a donc ici 2 cervicales transverses ; l'une d'elles est la scapulaire postérieure. Le petit troncule transversal manque parfois : alors la scapulaire supérieure et la cervicale transverse superficielle sont directement branchées sur le tronc thyro-cervical, à une distance variable l'une de l'autre depuis le contact jusqu'à l'écartement de plusieurs millimètres.

Cette petite artère dont les travaux classiques français suppriment l'état civil, que les auteurs anglais réduisent en général au rôle de branche de distribution terminale de la « cervicale transverse », ou de figurante éventuelle en cas d'absence de celle-ci, les Allemands en fond un rameau détaché de la cervicale ascendante, branche de la thyroïdienne inférieure.

Eh bien, il y a erreur au sujet de l'existence de ce vaisseau, de son origine, de ses fonctions et surtout de ses variations.

La *cervicale transverse superficielle* existe ; naît du tronc thyro-cervical qui est intra-scalénaire (1) ; elle se distribue aux muscles du triangle sus-claviculaire, surtout au trapèze ; enfin elle peut remplacer la *profonde*.

Cette *cervicale transverse profonde* est extra-scalénaire, passe ordinairement entre les nerfs du plexus et devient scapulaire postérieure après une division connue près de l'angulaire. Elle peut manquer :

Alors la *superficielle* la remplace ; sans perdre son origine et son trajet habituels, elle arrive en doublant l'étape jusqu'à l'angulaire où elle se bifurque comme l'eût fait la profonde.

La *cervicale transverse superficielle* n'est pas non plus une branche de la *scapulaire supérieure :* chacune naît parfois du tronc *thyro-cervical* par une origine distincte au lieu du troncule transversal commun. La première est souvent plus volumineuse que la seconde qu'il lui arrive de fournir en chemin.

(1) C'est-à-dire en dedans des scalènes.

La *cervicale transverse superficielle* n'est-elle qu'une branche trapézienne de peu d'importance?... Ne fût-ce que par sa *présence normale*, c'est-à-dire *presque constante*, elle mérite la description, puis elle alimente d'au-

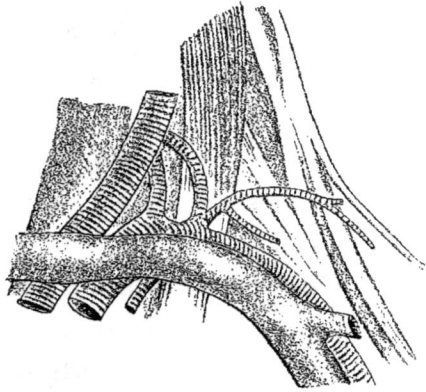

Fig.11. — D'après Marcellin Duval. — Suppléance de la *cervicale transverse profonde (scapulaire postérieure)* absente, par la *cervicale transverse superficielle* qui naît du *tronc thyro-cervical* avec la *scapulaire supérieure*, mais au lieu de s'épuiser dans le triangle sus-claviculaire, plonge sous l'angulaire pour remplir ses fonctions supplémentaires de *scapulaire postérieure*. Ici l'artère sous-clavière passe devant le scalène antérieur, entrant en contact immédiat avec la veine sous-clavière (Voy. obs. XVIII).

tres muscles que le trapèze; celui-ci reçoit régulièrement quand même la branche de bifurcation ascendante, née près de l'angulaire, de la cervicale *transverse profonde*, sans compter un rameau *accidentel* émané de la *scapulaire supérieure*. Ces sources multiples d'alimentation qui ont le trapèze pour objectif et dont le calibre est inversement proportionnel, n'ont pas peu contribué à entretenir la confusion.

On peut conclure néanmoins de ce qui précède, que le vaisseau dont nous nous occupons est une branche spéciale issue d'un point d'origine particulier, bien nécessaire à l'accomplissement de sa fonction puisqu'elle est régulière, indépendante, fidèle à son trajet comme à sa distribution, qu'elle est apte enfin à remplir un double rôle : un rôle habituel d'alimentation musculaire trapézienne et surtout un rôle éventuel de suppléance. Nous avons vu, en effet, que la *transverse superficielle* peut remplacer la *profonde*, en un mot lui servir de doublure.

En résumé, il y a *deux cervicales transverses* séparées l'une de l'autre par le *feuillet profond, scalénaire* (1) de l'aponévrose cervicale ; c'est-à-dire qu'au moins à leur naissance, l'une se trouve devant, l'autre derrière le feuillet qui enveloppe les scalènes. Marcellin Duval a donné à l'une le nom de « superficielle », à l'autre celui de « profonde » parce qu'elles occupent dans le sens antéro-postérieur *deux plans* différents *superposés*.

Éléments de confusion et description correcte font l'objet du paragraphe suivant de ce chapitre.

Si variées que soient les doctrines qui ont cours touchant l'origine, le trajet et la distribution des trois artères énumérées plus haut, on peut encore les ratta-

---

(1) « ..... Nous le nommerons *feuillet des scalènes* et nous supposerons qu'il est la continuation de l'aponévrose prévertébrale et qu'il enveloppe, en se subdivisant les muscles scalènes, les nerfs du plexus brachial et l'artère elle-même. » MARCELLIN DUVAL, *op. cit.*

cher aux trois grands groupes nationaux français, anglais, allemands, sans trop se préoccuper de la date de publication des divers ouvrages, parce que, ainsi que nous le verrons, les descriptions les plus exactes, les plus conformes à la nature, paraissent être les plus anciennes.

AUTEURS FRANÇAIS

La description des auteurs français est uniforme, calquée sur un même cliché dont je donne ci-dessous quelques épreuves.

Il faut en excepter toutefois la description de Testut, qui se rattache à la doctrine anglaise et qui est très lumineusement rendue par un schéma un peu idéal.

SAPPEY. — « ..... Artère *scapulaire postérieure*, appelée aussi *cervicale transverse* et *cervicale superficielle*, naît *tantôt en dedans, tantôt dans l'intervalle, et tantôt en dehors des scalènes*. Dans le premier cas, elle vient d'un *tronc commun* avec la *thyroïdienne inférieure;* dans le second elle se *confond à son origine* avec la *sus-scapulaire;* dans le troisième elle *part directement* de la sous-clavière..... s'étent *transversalement en dehors*, en passant *au-dessus* du *plexus brachial ou entre les branches* qui le composent..... . . . .

FORT cite Marcellin Duval comme ayant donné le nom de *tronc thyro cervical* à l'origine fréquemment commune des trois artères *thyroïdienne inférieure, scapulaire supérieure* et CERVICALE TRANSVERSE.

MOREL et MATHIAS DUVAL. — « Artère thyroïdienne inférieure..... quelquefois elle vient d'un *tronc commun* avec l'artère *scapulaire* supérieure..... elle fournit l'artère cervicale ascendante.....

Artère scapulaire postérieure ou *cervicale transverse*. Elle se détache de la partie antérieure de la sous-clavière à un niveau variable, *tantôt en dedans* des scalènes, *tantôt entre eux*, et quelquefois *en dehors*, *traverse le plexus* brachial, gagne l'angle supérieur et interne de l'omoplate et descend le long du bord interne de cet os..... fournit une *branche ascendante* volumineuse qui s'applique sur la face *profonde du trapèze*... la *branche scapulaire* ou terminale est principalement destinée aux muscles entre lesquels elle descend, c'est-à-dire au grand dentelé, à l'angulaire et au rhomboïde.

TESTUT (1). — « ... Quant aux *deux artères* scapulaires, elles naissent sur le côté supérieur de la sous-clavière dans le *voisinage* de la *thyroïdienne inférieure*, soit *isolément*,

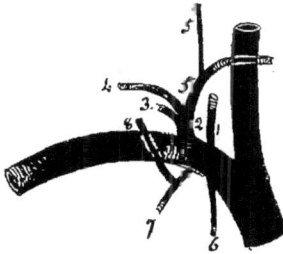

FIG. 12. — D'après TESTUT. — 1, *vertébrale*; 2, *tronc thyro-scapulaire*; 3, *scapulaire supérieure* ou *sus-scapulaire*; 4, *scapulaire postérieure*; 5, *thyroïdienne inférieure* avec 5, *son rameau cervical ascendant*; 6, *mammaire interne*; 7, *intercostale supérieure*; 8, *cervicale profonde*.

soit par un *tronc commun*. Il est même *très fréquent* de voir les artères *thyroïdienne inférieure, scapulaire*

(1) TESTUT. *Traité d'anatomie humaine*, 1890.

D.   4

supérieure, et *scapulaire postérieure* se détacher *toutes les trois* de la sous-clavière par un *tronc commun* très court (tronc *thyro-scapulaire*), disposition qui est décrite comme l'*état normal*, dans les traités classiques de *Gray et de Quain*. »

Le schéma de Testut (p. 95, fig. 524), rappelle les idées anglaises avec des noms nouveaux : le thyroid axis devient le thyro-scapulaire, la scapulaire postérieure n'est autre que la « transversalis colli » de Gray, la « transverse cervical » des autres.

Il n'y a donc encore ici qu'une seule cervicale transverse : la scapulaire postérieure.

DEBIERRE, 1890. — « Anomalies. » La thyroïdienne

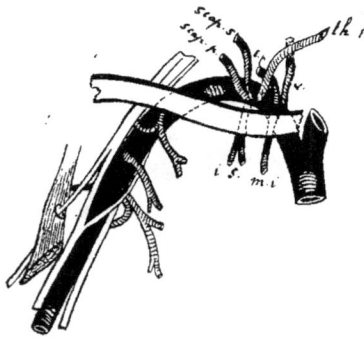

FIG. 13. — D'après DEBIERRE. — État normal classique. Les trois artères thyroïdienne inférieure *th. i.*, scapulaire supérieure *scap. s.* et scapulaire postérieure *scap. p.*, naissent directement de la sous-clavière ; *r.* vertébrale ; *i. s.* intercostale supérieure ; *m. i.* mammaire interne ; *c. p.* cervicale profonde.

inférieure naît assez souvent par un tronc commun avec

la scapulaire supérieure et la cervicale transverse pour
que certains auteurs aient fait un tronc thyro-cervical
(Theile, etc....). Voy. fig. 13 *bis.*

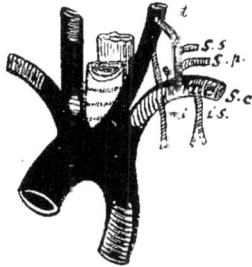

FIG. 13 *bis.* — D'après DEBIERRE. — Disposition exceptionnelle quoique fréquente.
La thyroïdienne inférieure *t. i.* naît avec la scapulaire supérieure *s. s.* et la
scapulaire postérieure *s. p.* d'un tronc commun. *T. C.*, tronc thyro-cervical issu
de la sous-clavière *s. c.*, *m. i.* mammaire interne, *i. s.* intercostale supérieure

Le tronc commun s'appelle *thyro-cervical*, mais ce
schéma ne diffère pas du précédent.

AUTEURS ANGLAIS

On trouve dans Henry Gray, Descriptive and surgical)
anatomy, 1877, un schéma très explicite (voy. fig. 14
à l'appui de la théorie du *Thyroid axis.*

Celui-ci est trifurqué en *inferior thyroid, supra-
scapular* et *transversalis colli.*

Celle-ci à sa terminaison près de l'angulaire donne
la cervicalis superficialis et la scapularis posterior
(voy. fig. 15).

Plusieurs auteurs réservent le nom de *scapularis posterior*, *posterior scapular*, à la branche descendante de cette transversalis colli.

Enfin, la « *cervicalis superficialis* », « *superficial cervical* » anglaise, branche *ascendante terminale* née près de l'angulaire, de cette *transversalis colli*, est citée par Testut comme *cervicale postérieure* de Theile.

GRAY. — « Le *thyroid axis* est un *tronc court* et grêle, qui naît de la partie antérieure de la première portion de l'artère sous-clavière, près du bord interne du scalène antérieur, et se divise presque immédiatement après son origine en 3 branches : la thyroïdienne inférieure, la sus-scapulaire et la transverse du cou.

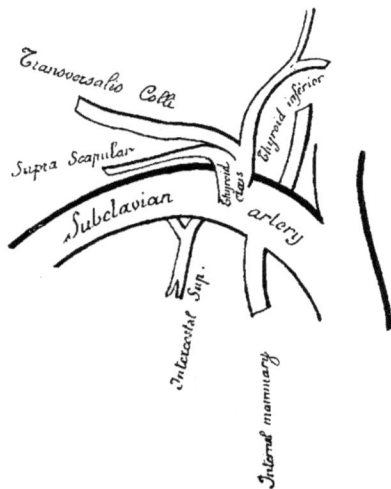

FIG. 14. — D'après H. GRAY. — Le *thyroïd axis* est la règle. Comparez avec les schémas de Testut (fig. 12) et de Debierre (fig. 13 *bis*).

..... « Branches de l'artère sous-clavière. — L'artère

sus-scapulaire plus petite que la transverse du cou, se dirige obliquement de dedans en dehors, en croisant la base du cou. Elle appuie d'abord sur la partie inférieure du scalène antérieur, étant couverte par le sterno-mastoïdien.....

La *transverse du cou* (transversalis colli), se dirige transversalement en dehors, en croisant la partie supérieure du triangle sus-claviculaire, vers le bord antérieur du muscle trapèze, sous lequel elle se divise en 2 branches : la *cervicale superficielle* (superficial cervical) et la *scapulaire postérieure* (posterior scapular). Dans son trajet à travers le cou, l'artère passe devant les muscles scalènes et le plexus brachial, entre les divisions duquel elle passe quelquefois..... La *cervicale* superficielle monte sous le bord antérieur du trapèze, lui distribuant des branches ainsi qu'aux muscles du voisinage et aux ganglions du cou. La *scapulaire postérieure*, continuation de la transverse du cou, passe sous l'angulaire de l'omoplate (levator anguli scapulæ), pour gagner l'angle postérieur du scapulum, et descend le long du bord postérieur de cet os.

Particularités. — La *cervicale* superficielle naît souvent comme branche distincte faisant partie de l'*axe thyroïde* (thyroid axis); et la scapulaire postérieure de la 3e, rarement de la 2e partie de la sous-clavière. Voy. fig. 18.

Gray (voy. fig. 15) compose le *thyroid axis* de la thyroïdienne inférieure fournissant la cervicale ascendante; un *troncule transversal* donne la sus-scapulaire suprascapular) et la *transversalis colli* qui, passant devant les scalènes, devant ou parfois entre les nerfs du plexus, se *divise au trapèze* en *cervicale superficielle* (ascendante) et *scapulaire postérieure* (descendante). On

pourrait figurer le trajet terminal de la transversalis
colli par le schéma ci-dessous, fig. 15.

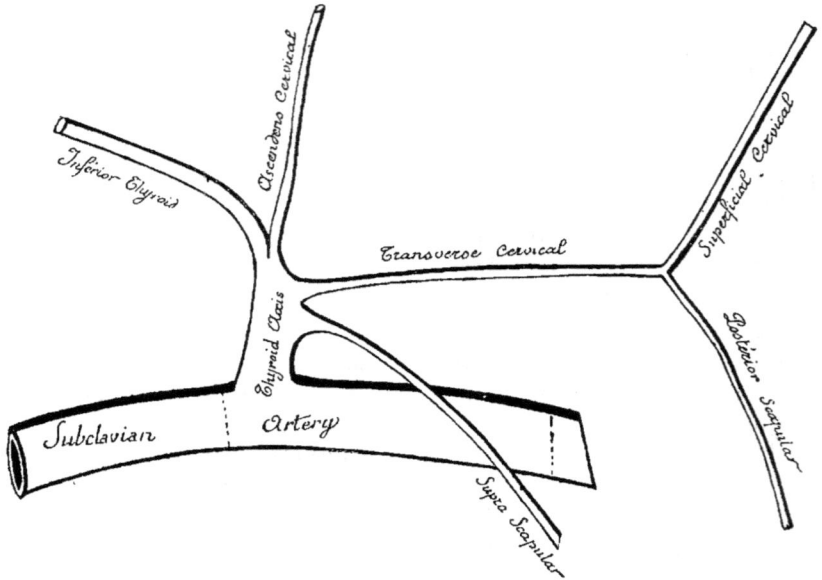

FIG. 15. — Ce schéma complémentaire de celui de Gray a été dessiné d'après le
texte de l'auteur reproduit ci-dessus.
La cervicale transverse, branche normale du thyroid axis, se divise au trapèze en
cervicale superficielle et scapulaire postérieure. Le thyroid axis est divisé en
3 branches.

La *cervicale superficielle n'est normalement qu'une
des branches de la bifurcation terminale* de la *transverse* du cou. *Celle-ci* qui *provient* du *thyroid axis*
passe ordinairement devant les scalènes et le plexus
brachial, *parfois* entre *ses branches.*

Marcellin Duval, le premier probablement qui ait
donné en France une description magistrale exacte du

tronc thyro-cervical et de ses variétés, semble avoir été *à son insu* précédé dans l'ordre chronologique des publications (1) par l'anatomiste anglais Quain (2). Une bonne fortune inespérée m'a permis de consulter l'admirable atlas : « Anatomy of arteries of the human body » by Richard Quain, London, 1844. Dessiné et lithographié d'après nature par Maclise Esq. Surgeon.

La plupart des anomalies artérielles connues y sont reproduites de main de maître, et l'artère sous-clavière tient avec ses branches la place qu'elle mérite.

Le « thyroid axis » est copieusement représenté avec son état habituel, ses caprices d'origine, de division, de distribution. Une légende anglaise très explicite accompagnant l'atlas rend toute équivoque impossible. Richard Quain admet 2 cervicales transverses il appelle la première « superficialis colli ». Voyez fig. 16.

Quelle comparaison peut-on établir entre cette anatomie parlante copiée sur la nature qui a servi de modèle et la description des successeurs ? Ceux-ci n'acceptent pour la plupart, à l'état normal qu'une seule cervicale

---

(1) « Je m'occupe depuis 18 ans environ, de recueillir les matériaux de l'ouvrage que je publie aujourd'hui.... » (MARCELLIN DUVAL, Atlas général d'anatomie, 1853.) Je puis affirmer qu'à l'heure actuelle Marcellin Duval n'a pas vu l'atlas de Richard Quain ni les dessins qui en proviennent.

(2) Il eut été intéressant de faire remonter plus haut les recherches. Je n'ai pu, à mon grand regret, me procurer, même à la bibliothèque de la Faculté de Paris, les travaux de Jones Quain, prédécesseur de Richard.

transverse naissant du thyroid axis. C'est l'enseignement d'Henry Gray.

De 1832 à 1882, neuf éditions des « Quain's elements of anatomy » ont été publiées ; les dernières édi-

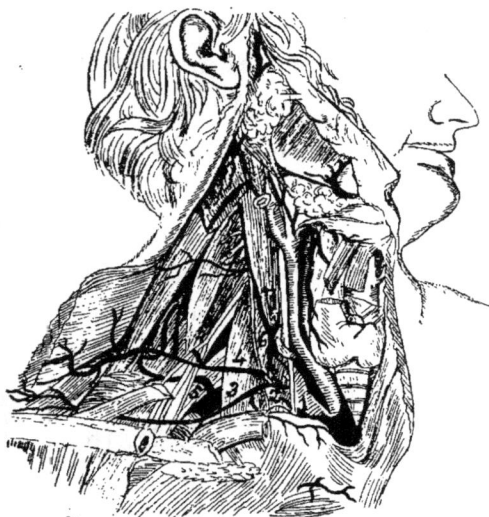

FIG. 16. — D'après RICHARD QUAIN. — 1, *subclavian artery* ; 2, *thyroid axis* ;
3, *supra-scapular* ; 4, *superficial cervical* ; 5, *posterior scapular* ; 6, *inferior
thyroid* ; 7, *ascendens cervical.*

tions n'ont plus de Quain que le nom, et la doctrine du
maître altérée au passage semble avoir perdu sa pureté
et sa précision.

Qu'on en juge par les extraits ci-dessous de la
9e édition par Thomson, Shafer et Dancer Thane :

L'énumération des branches de la sous-clavière est
assez conforme à celle de Richard Quain, 1844, qui a

fourni aux trois auteurs la fig. 241, page 389 de leur ouvrage. Un beau schéma de John Wyeth figuré p. 391 vient à l'appui de cet enseignement. Voy. fig. 17.

Pourquoi donc la description particulière des branches inferior thyroid, supra-scapular artery, transverse cervical artery reproduit-elle les erreurs communes, et met-elle le comble à la confusion en donnant comme type (fig. 246, p. 405) un dessin de l'atlas de Tiedemann dont l'opinion est encore différente.

Lorsque dans les ouvrages classiques, français ou étrangers, on fait appel à l'opinion de « Quain », il serait absolument nécessaire de préciser.

De 1795 à nos jours, le nom de Quain a été représenté dans la science anglaise par trois hommes : Quain (Jones), 1795-1851 ; Quain (Richard), 1800-1887, et Quain (Richard, 1816, deuxième du nom). Les travaux de ce dernier s'étendent de 1849 à 1885, mais ne concernent pas l'anatomie.

Jones Quain a publié les quatre premières éditions des « Quain's elements of anatomy ». La première date est de 1832.

Quain et Wilson (**W. J.** Erasmus) ont fait paraître en 1837 un atlas : « The vessels of the human body, in a series of plates, with references and physiological comments ».

Quain Richard, de son côté, a publié en 1844 l'atlas auquel je fais allusion : « The anatomy of the arteries

of the human body and its applications to pathology
and operative surgery with a series of lithographic
drawings, the drawings from nature and on stone by
Joseph Maclise, 87 pl. folio. London, Taylor et Walton ».
L'atlas est accompagné d'une légende, 550 p. in-8°.

Le sujet qui nous occupe a donc été longuement
traité par Jones Quain et Richard Quain en plusieurs
ouvrages successifs, et en deux atlas, dont j'ai pu seulement consulter le second.

Le nom de Quain paraît n'être à l'heure actuelle
qu'une illustre étiquette pieusement conservée par les
innombrables éditeurs (1) des 9 éditions successives,
où la matière du texte original graduellement étirée à
la filière semble s'être graduellement affaiblie sinon
épuisée (2).

QUAIN's *Anatomy*, 1882. — Branches de l'artère sous-
clavière..... « Le thyroid axis naît de la partie antérieure
de l'artère et se divise en trois branches, l'une la thyroïdienne inférieure (inferior thyroid) se distribue à la

(1) Voir la préface de la 9e édition : neuf anatomistes associés dans
les combinaisons les plus diverses ont successivement publié les
« Quain's elements of anatomy ».

(2) « It has been deemed advisable still to *retain the title by* wich the
book has been so long Known.... and that wich now appears, it has
undergone *alteration so extensive and fundamental* that *little of the
original text now remains.* Advertisement to the ninth edition,
London, 1882. »

« Il a paru opportun de *conserver le titre* sous lequel ce livre a été
si longtemps connu..... on y a apporté un *changement si étendu et
si fondamental* QU'IL SUBSISTE AUJOURD'HUI PEU DE CHOSE DU TEXTE
ORIGINAL. » (Préface de la 9e édition.)

partie antérieure du cou, tandis que les deux autres, la supra-scapular et la transverse cervical se dirigent en dehors vers l'épaule en croisant le cou.... La cervicale profonde (deep cervical) est décrite par quelques auteurs comme une cinquième branche de l'artère sous-clavière, mais d'habitude elle naît par un tronc commun avec l'artère intercostale supérieure.

Une autre branche, dans la majorité des cas, naît de la 2e ou 3e portion de l'artère. C'est généralement l'artère posterior scapular, branche qui autrement provient de la transverse cervical, une des divisions du thyroid axis. »

Cette description presque correcte est appuyée de

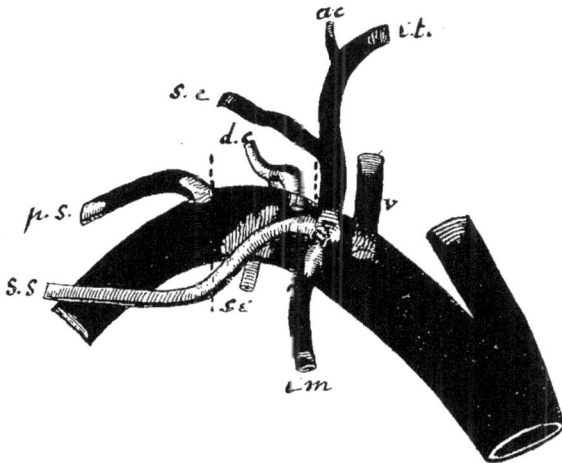

FIG. 17. — D'après WYETH. — Origin of the brancher of the right subclavian artery.

v. vertebral artery ; i. t. inferior thyroid : a. c. ascending cervical ; s. c. superficial cervical artery ; p. s. posterior scapular ; s. s. suprascapular ; i. m. internal mammary ; d. c. deep cervical ; s. i. superior intercostal : T. A. thyroid axis.

Les lignes pointillées indiquent la position des bords interne et externe du muscle scalène antérieur.

l'irréprochable dessin (fig. 241, p. 389) emprunté par
les auteurs à l'Atlas de Richard Quain (voy. fig. 16).

Le schéma de John Wyeth, reproduit p. 391,
semble encore confirmer cette manière de voir (voy.
fig. 17).

La suite de la citation va nous montrer par la confusion, l'obscurité et les contradictions qui y règnent,
combien nos espérances étaient illusoires.

« Le *thyroid axis* naît de la partie antérieure de l'artère
sous-clavière, près du bord interne du muscle scalène antérieur. C'est un tronc court et grêle, qui reçoit le *nom d'axis*,
parce que deux ou trois lignes après son origine il se
divise en *branches qui divergent* en différentes directions :
ce sont la *thyroïdienne inférieure* ou ascendante, la *sus-
scapulaire*, et une troisième branche, qui *est ou bien* la
cervicale transverse (transverse cervical), ou *bien une*
des BRANCHES en lesquelles se divise cette artère quand
elle existe, *c'est-à-dire la cervicale superficielle.*

Variétés. — On a vu *l'axe thyroïde* naître derrière le
muscle scalène antérieur, il peut à son origine être asso-
cié à une autre branche ; le plus souvent avec la *mammaire interne ;* rarement avec la *vertébrale, l'intercostale
supérieure* ou l'artère *cervicale* profonde. Dans quelques
cas, « *l'axe* » est absent, les trois *branches* naissant *séparément* de la sous-clavière.

L'artère thyroïdienne inférieure (1)..... la branche *cervicale ascendante* naît au point où la thyroïdienne inférieure
contourne la carotide. Elle *dérive parfois* de la sous-

(1) Ici les auteurs renvoient à la figure 246, p. 405 qui est celle de
l'atlas de Tiedemann (voy. fig. 19) dont la description reproduite
plus loin diffère singulièrement du texte ci-dessus.

clavière ou de l'une des autres branches de ce vaisseau telle que la *cervicale transverse* ou la *sus-scapulaire*.

L'artère *sus-scapulaire* (transverse scapular ou transverse huméral) naît de « l'axe thyroïde »…..

L'artère *cervicale transverse,* la *troisième branche* de *l'axe thyroïde* se dirige en dehors à une faible distance au-dessus de la clavicule, ainsi plus élevée que l'artère sus-scapulaire. Elle *passe devant les* scalènes et le plexus brachial, *passant parfois* entre les nerfs de celui-ci ; elle est croisée par le muscle omo-hyoïdien. Sous le bord supérieur du *trapèze*, et près du bord externe de *l'angulaire* de l'omoplate, l'artère se divise en deux branches, la *cervicale superficielle* et la *scapulaire supérieure*. (voy. fig. 14, schéma de Gray, et 15, schéma complémentaire). L'artère *cervicale superficielle* monte sous *le trapèze*, et *distribue des branches* à ce muscle, à *l'angulaire* de l'omoplate et au *splenius*, ainsi qu'aux *ganglions* du cou et aux téguments.

Quand la *scapulaire postérieure* naît *séparément* de la *sous-clavière*, le nom de *cervicale superficielle peut être* donné à la *partie qui reste de l'artère cervicale transverse* (fig. 246 ? imitée de Tiedemann).

L'artère *scapulaire postérieure* naissant *ou bien de la cervicale transverse* ou *directement* de la *sous-clavière*, gagne en arrière *l'angle supérieur* de *l'omoplate* sous *l'angulaire*, et alors changeant sa direction descend sous le muscle rhomboïde jusqu'à l'angle *inférieur* de cet os…..

Variétés. — IL N'EST PAS RARE que la branche *cervicale transverse de l'axe thyroïde* soit *représentée* uniquement (consists solely) par *l'artère cervicale superficielle;* et il arrive *souvent* que *le vaisseau* issu de l'axe *thyroïde* est *très petit, représentant seulement* en *partie* l'artère CERVICALE SUPERFICIELLE, *tandis qu'un* gros vaisseau fourni par la *deuxième ou* troisième portion de la *sous-clavière*, se *divise* près de *l'angulaire* de l'omoplate en *deux branches*, dont *l'une ascendante* représente la *plus*

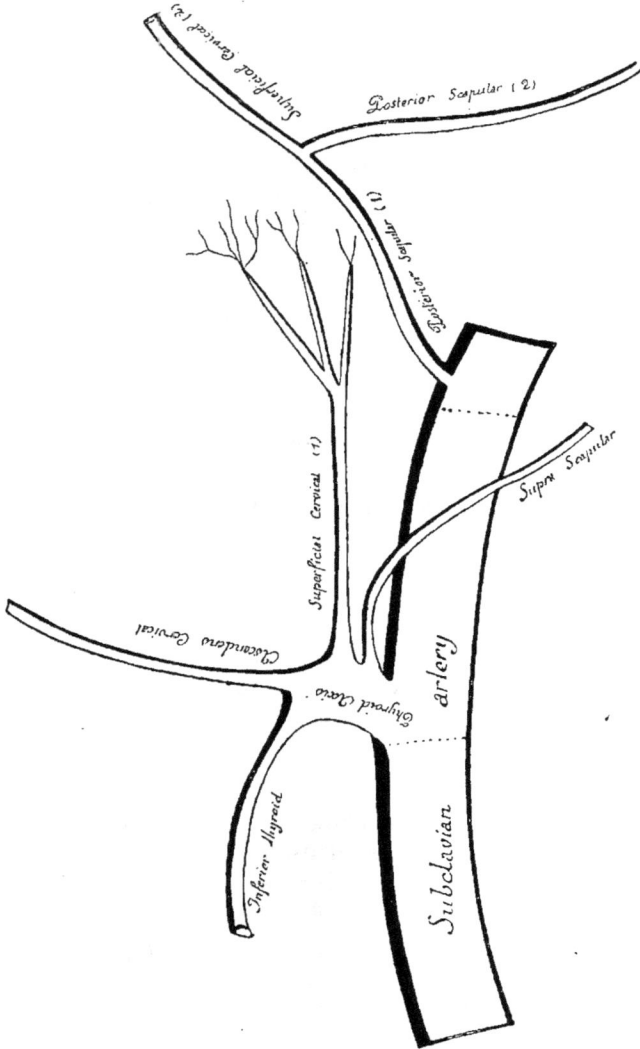

Fig. 18. — Ce schéma est destiné à interpréter le texte ci-dessus. — La disposition figurée et qui est à peu de chose près notre état normal est considérée par l'auteur cité comme une variété d'exception. — L'omission d'une cervicale transverse (la superficielle) par la plupart des auteurs les poussent à de laborieuses et trop peu satisfaisantes solutions. — Consultez les conclusions ci-dessous.

large portion de l'artère *cervicale superficielle*, tandis que l'autre forme la *scapulaire postérieure.* Voy. fig. 18. L'artère *cervicale transverse* provient *parfois directement* de la *sous-clavière* sous ou même en dehors du muscle scalène antérieur. La transverse ou la cervicale *superficielle* fournit l'artère *cervicale ascendante.* Quand la *cervicale superficielle* est *distincte* de la *scapulaire postérieure*, elle *provient parfois* d'autres sources que l'axe thyroïde, comme l'artère *sus-scapulaire* ou la sous-clavière. »

Remarques. — La description de cet ouvrage est basée sur les *mêmes principes* que la *précédente* avec un peu plus de richesse de détails.

On trouverait :

A l'état normal : une *cervicale* transverse ;

Celle-ci née du *thyroid axis* se *bifurque* près de l'angulaire en *cervicale superficielle* et *scapulaire postérieure.*

A l'état anormal, mais assez fréquent, la première de ces branches terminales, la *cervicale superficielle naît du thyroid axis* aux *lieu et place* de son artère génératrice, la *cervicale transverse* absente.

La 2ᵉ branche terminale *scapulaire postérieure*, naît alors *directement* de la *sous-clavière* (2ᵉ ou 3ᵉ portion). Arrivée à l'angulaire elle se bifurque en *cervicale superficielle* et *scapulaire postérieure*, comme *l'eût fait* la *cervicale transverse.*

Quelle est alors la raison d'être du *petit vaisseau* (very small) qui tire du thyroid axis une origine illégitime ?

Il est là pour *figurer* la *partie absente* du trajet normal de la *cervicale transverse*. On *peut lui donner*
néanmoins le nom de *cervicale superficielle*, de même
qu'on appelle scapulaire postérieure l'artère qui naît
en dehors des scalènes, et va se *bifurquer* à l'angulaire
en *cervicale superficielle* et *scapulaire postérieure*.

Il y a ainsi 2 *cervicales superficielles* dont l'une
n'existe que *pour mémoire*.

Il y a 2 *scapulaires postérieures :* un tronc et une
branche qui en émane ; *tronc et branche* portent le
même nom.

AUTEURS ALLEMANDS

La légende allemande et latine de Tiedemann ser
de type à la description allemande ; c'est celle que Theile
de Berne a reproduite.

La figure 19 ci-jointe provient de la planche VI de
l'atlas « Tabulæ arteriarum corporis humani » édité à
Carlsruhe en 1822. Cette figure a été dessinée après
photographie dans l'ouvrage anglais de Quain.

Il faut faire une part toute spéciale à Gegenbaur
dont la description et les dessins diffèrent de l'enseignement des autres.

FREDERICI TIEDEMANN *tabulæ arteriarum...* Carlsruhe,
1822. — Dans le magnifique atlas du professeur d'Heidel-
berg, on trouve ce qui concerne le sujet qui nous occupe

représenté dans les planches VI et VIII dont je conserve
la légende latine originale. La reproduction du dessin
de la planche VI se trouve annexée au présent travail.
Cette planche est reproduite dans l'Ouvrage de Quain,
page 405, fig. 246, mais ne correspond pas à la description du texte anglais, p. 396 et 398. Il répondrait tout au
plus aux variétés de l'auteur, mais avec une interpréta-
tion différente de celle de Tiedemann qui donne l'état
normal.

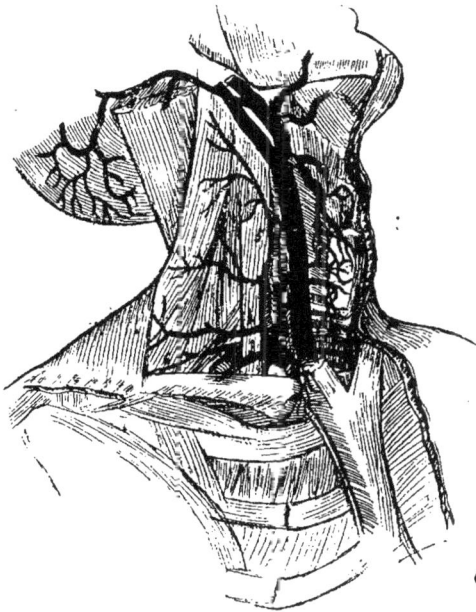

FIG. 19. — 1. *truncus pro thyroidea inferiori, transversa scapulæ, cervicali superficiali et ascendente.*

De ce tronc naissent : 2. *arteria thyroidea inferior,* un *trunculus* pour 3, *arteria tranversalis scapulæ,* 4, *cervicalis superficialis,* 5, *cervicalis ascendens.*
En dehors des scalènes, on voit naître de l'artère sous-clavière 6, *arteria transversa colli.*

D.

5

Tabula VI. — Le « *truncus pro thyroidea inferiori transversa scapulæ* (scapulaire supérieure) *Cervicali* SUPERFICIALI et ASCENDENTE » en dedans du scalène antérieur fournit :

« L'*arteria thyroidea inferior* » (formant branche ascendante de bifurcation),

« Le *trunculus arteriæ cervicalis superficialis et ascendentis.*

(La cervicalis superficialis fournit des rameaux « ad musculum omo-hyoideum, ad levatorem scapulæ, ad cucullarem »). De la base de ce trunculus naît transversalement la «scapularis superior, seu scapularis transversa, transversalis scapulæ ».

« Plerumque soboles est arteriæ thyroideæ inferioris raro ipsius subclaviæ. Semel hanc arteriam ex arteria mammaria ortam vidi ».

En dehors des scalènes et passant entre les nerfs du plexus brachial :

« Arteria transversa colli seu dorsalis scapulæ ».

(« Arteria transversa colli plerumque originem ducit ex ipsa arteria subclavia, raro soboles est arteriæ thyroideæ inferioris. »)

Tabula VIII. — « Truncus arteriæ *transversalis scapulæ* (scapulaire supérieure),

CERVICALIS SUPERFICIALIS ET ASCENDENTIS

En dehors des scalènes : Arteria transversa colli seu dorsalis scapulæ.

Tiedemann accepte le principe des deux artères distinctes, indépendantes : la *cervicale superficielle*, branche de l'ascendante??? et la *transversalis colli*. La première provient *médiatement* du tronc *en dedans du*

scalène antérieur, et se distribue aux muscles super-
ficiels du triangle sus-claviculaire.

La transversalis colli naît en dehors des scalènes et
passe à travers les nerfs du plexus.

A part cette petite erreur d'origine de la cervicale
superficielle qui ne naît pas normalement de l'ascendante, branche ordinaire de la thyroïdienne inférieure
et l'oubli de la loi de suppléance de la transversalis
colli par la cervicalis superficialis, je considère la description de Tiedemann comme très approchée de la
vérité.

THEILE, professeur à l'université de Berne, *Traité de
myologie et d'angéiologie*, traduit de l'allemand, 1843.—
« Artère *thyro-cervicale* (thyreo cervicalis) Tiedemann.
Naît presque toujours à la même hauteur que la vertébrale ;
seulement elle sort davantage de la face antérieure de la
sous-clavière ; mais une distance d'un demi-pouce et plus
la sépare de la vertébrale, quand l'origine de cette dernière se trouve plus rapprochée du cœur. A une ou deux
lignes de sa naissance, elle se divise en 2 *branches*, l'une
interne, généralement plus volumineuse, *thyroïdienne
inférieure*, l'autre externe ; celle-ci se *partage de suite* ou
à une ou deux lignes de son origine ou en un rameau ascendant et un autre transversal de dedans en dehors
(*cervicale ascendante et scapulaire supérieure*, fig. 20 et
21), de *l'un desquels* émane la *cervicale superficielle. Parmi les 4 branches*, la plus grosse est la thyroïdienne inférieure, puis viennent la scapulaire, enfin les deux autres
dont le calibre est à peu près le même.

L'artère-thyro-cervicale est très grosse chez l'enfant :

son volume est à peu près moitié de celui de la sous-clavière.

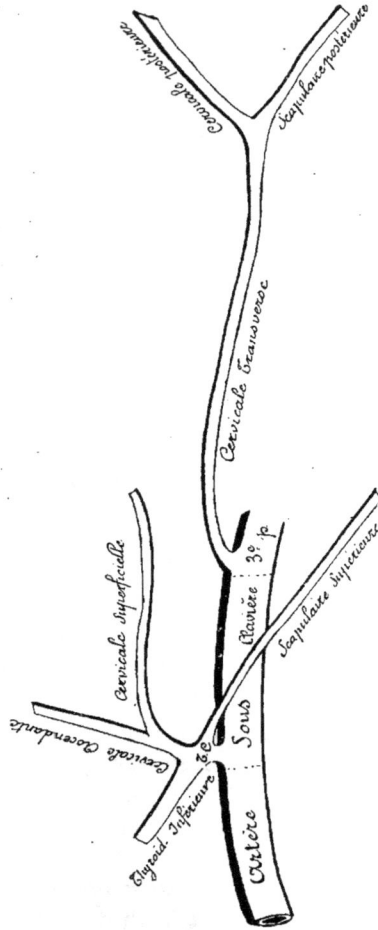

Fig. 20. — Schéma imaginé d'après le texte de THIELE.

Il interprète l'hypothèse n° 1 de l'auteur ; État normal : La *cervicale superficielle* naît de la *cervicale ascendante* branche de l'artère *thyro-cervicale*. En dehors des scalènes, la *cervicale transverse*.

La *cervicale superficielle* paraît ne provenir *jamais* immédiatement de la *sous-clavière*, et se trouver *toujours* unie avec la *cervicale ascendante* (voy. fig. 20) ou avec la

scapulaire supérieure (voy. fig. 21); dans le premier cas
(fig. 20), elle naît de la cervicale ascendante à quelques
lignes seulement de l'origine de cette dernière, dans le
second, elle se détache ordinairement *très près* de la division de la thyro-cervicale (fig. 21).

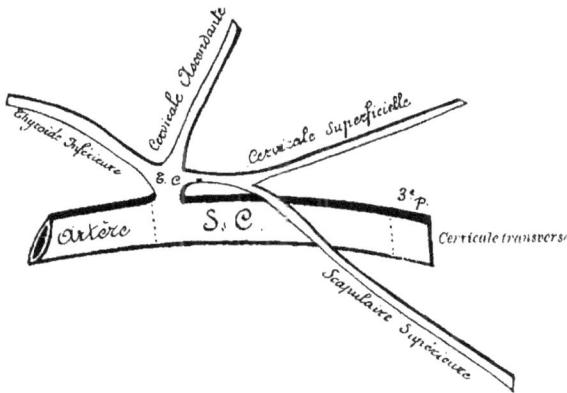

FIG. 21. — Ce schéma fait suite au précédent pour montrer la naissance de la
cervicale superficielle de la *scapulaire supérieure* branche de l'artère *thyro-
cervicale*. État normal hypothèse n° 2 de Theile (voy. texte ci-dessus).

Artère *scapulaire supérieure* ou transverse, sus-scapulaire, cléido-sus-scapulaire, transversa scapulæ, scapularis superior, supra-scapularis.....

Artère *cervicale transverse*, scapulaire postérieure, cer-
vico-scapulaire, transversalis colli, scapularis posterior,
dorsalis scapulæ, naît de la partie supérieure de la
2ᵉ *portion* de la sous-clavière et fréquemment aussi plus
en dehors, de la 3ᵉ *portion*. Dans le 1ᵉʳ cas, elle passe
derrière le scalène antérieur, se dirige transversalement
en dehors..... atteint l'angle supérieur postérieur de l'o-
moplate. Elle traverse toujours le plexus brachial.....

Assez *fréquemment* (22), elle forme un *tronc commun*
avec la *scapulaire transverse* (sus-scapulaire), celle-ci se

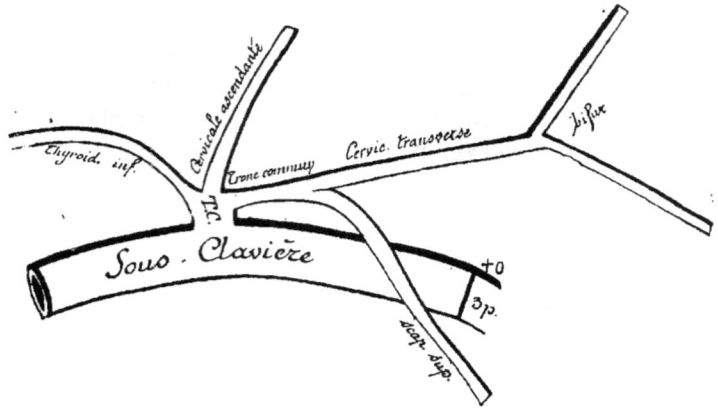

FIG. 22. — État anormal de THEILE. Hypothèse nº 1.

La *cervicale transverse* naissant par un tronc commun avec la *scapulaire supé rieure* il ne naît pas de branche de la 3ᵉ portion de la sous-clavière.

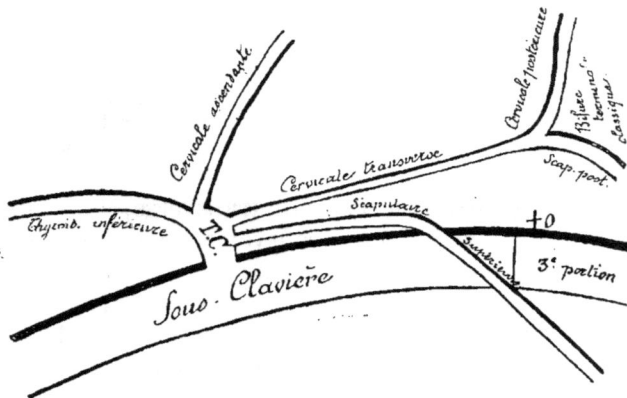

FIG. 23. — État anormal de THEILE. — Hypothèse nº 2. La *cervicale transverse* naît de la *thyro-cervicale*.

Aucune branche à la 3ᵉ portion de la sous-clavière.

Est-il utile de faire remarquer que ces deux hypothèses compliquées ne sont autres que le cas de suppléance si simple de Marcellin Duval (la *superficielle* remplaçant la *profonde* absente ; dans le 1ᵉʳ cas (fig. 22), il y a naissance commune avec la scapulaire supérieure ; dans le 2ᵉ cas (fig. 23) origine séparée (voy. fig. 4).

portant en dehors ; ou bien (23), elle est une branche de la *thyro-cervicale*, et alors elle passe au-devant du muscle scalène antérieur. Dans ces cas, tantôt elle se *sépare de bonne heure*, ce qui permet de la reconnaître sans peine comme cervicale transverse, *tantôt les branches* qu'elle produit d'ordinaire ne naissent *qu'assez loin* en dehors ; il résulte de là que la *cervicale transverse semble manquer* entièrement, ou au contraire qu'elle paraît *avoir absorbé soit la scapulaire transverse* (sus-scapulaire), soit *la cervicale superficielle.* »

Remarques. — Inspiré de Tiedemann, Theile admet l'artère thyro-cervicale.

La *cervicale superficielle* dépend ordinairement de la *cervicale ascendante, parfois* de la *scapulaire supérieure*.

La *cervicale transverse* qui naît d'habitude de la 2ᵉ ou 3ᵉ portion de la *sous-clavière*, et traverse *toujours* le plexus brachial, peut former *tronc* commun avec la *scapulaire supérieure* venue de la *thyro-cervicale*, ou *naître directement* de cette dernière.

Tel est d'après l'auteur fidèle reflet de Tiedemann, l'état normal.

La description des anomalies est un peu confuse.

GEGENBAUR, 1889. — « Le *tronc de la thyroïdienne inférieure* envoie : l'artère *cervicale ascendante*..... plus rarement l'artère cervicale ascendante naît directement de la sous-clavière. »

La *cervicale ascendante* fournit :

« Artère *cervicale superficielle* (arteria cervicalis su-

perficialis). Cette artère court en général transversalement sur le scalène antérieur ; elle se dirige en dehors
et en arrière et se termine dans les muscles de la nuque.
Elle naît de la cervicale ascendante plus ou moins haut ;
elle peut aussi provenir *de la thyroïdienne* et même de
la *sous-clavière*. Elle est d'autant plus grêle qu'elle naît
plus haut. *Lorsque, ce qui est rare, elle est formée directement par la sous-clavière, elle constitue généralement
une artère importante qui peut se continuer dans le dé-
troit supérieur de l'artère cervicale transverse.*
   Il semble alors qu'il existe *2 artères cervicales transverses.*
   Parfois à côté de ces 2 artères, on trouve encore une
branche cervicale superficielle provenant de la *cervicale
ascendante.*
   La *cervicale ascendante* et la *cervicale superficielle
naissant de la thyroïdienne inférieure, on a donné à cette
dernière* le nom de tronc *thyro-cervical* (truncus thyro-
cervicalis).
   Le fait que la branche de ce tronc est généralement
plus développée que l'autre, justifie la description que
nous en avons donnée. Ce n'est que rarement que la cervicale ascendante présente le même calibre que la branche thyroïdienne. »

GEGENBAUR. D°, p. 802. « Branches externes. — Les
branches de l'artère sous-clavière qui se dirigent en
dehors sont, indépendamment de l'artère cervicale superficielle qui ne provient directement de la sous-clavière
que dans les cas exceptionnels ; les artères suivantes :
   Artère cervicale transverse (arteria transversalis colli).
   ·_ La cervicale transverse naît de la *sous-clavière tantôt*
avant, *tantôt* pendant, *tantôt* après le passage de cette
dernière à travers les scalènes, *parfois* elle provient d'un
tronc commun avec l'*artère sus-scapulaire*..... Lorsque

l'artère cervicale transverse naît dans l'espace compris
entre les scalènes, elle *passe généralement entre le 6ᵉ et
le 7ᵉ nerf cervical*, elle *peut aussi* traverser le *scalène
moyen*. Lorsqu'elle naît d'un *tronc commun* avec la *sus-
scapulaire*, tronc qui traverse la fosse sus-claviculaire, ce
tronc est en général situé plus profondément que ne l'est
habituellement l'artère cervicale transverse. La *division
de ce tronc* peut se produire en *des points variables* ; généralement elle a *lieu* sur l'omoplate. La branche ascendante
de la *cervicale transverse* est d'autant *plus développée* que
la *cervicale superficielle l'est moins*, et réciproquement. La
cervicale superficielle peut aussi *provenir* directement de
la *sous-clavière* ; alors *l'artère scapulaire dorsale* est
fournie *par la sus-scapulaire*.....Artère sus-scapulaire ou
scapulaire transversale (transversa scapulæ). Elle *naît
très fréquemment* de L'ARTÈRE SOUS-CLAVIÈRE avant le
passage de cette dernière à travers les scalènes..... »

Remarques. — Dans son « traité d'anatomie humaine », Gegenbaur, rompant avec les traditions de l'an-
tique description de l'anatomie s'est inspiré de la « *méthode génétique* ». On y trouve page 798, la *figure* 476 où
« la *sus-scapulaire* naît de la « CERVICALE PROFONDE ». —
La « *cervicale transverse* » naît entre les scalènes. La
« *cervicale superficielle* » est issue très haut de la cervicale ascendante, branche de la thyroïdienne inférieure ; c'est celle-ci qui d'après l'auteur porterait le nom de
« tronc thyro-cervical ».

La fig. 479 du traité allemand représente la « cervicale transverse » contournant l'angulaire et s'y divisant en « scapulaire dorsale » et branche descendante

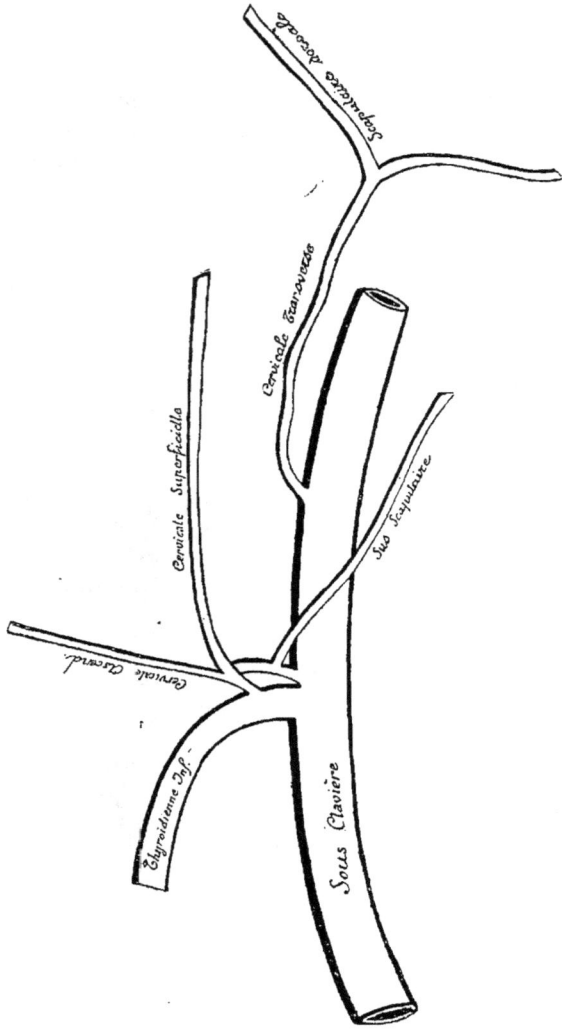

FIG. 24. — Schéma d'après GEGENBAUR. — La thyroïdienne inférieure constitue le tronc thyro-cervical. La cervicale super-ficielle naît de l'ascendante. — Dans cette figure, empruntée à l'auteur cité, la sus-scapulaire naît de la cervicale profonde; d'ailleurs « elle naît très fréquemment de l'artère sous-clavière ? » (voyez le texte).

sous-rhomboïdale. Cette dernière branche est la scapulaire postérieure classique dans sa partie terminale. La première est la « superficial cervical » des auteurs anglais, sous un autre nom de baptême.

Pour Gegenbaur « on a donné à la thyroïdienne inférieure le nom de tronc thyro-cervical » (voy. fig. 24). La cervicale superficielle naît habituellement de l'ascendante. La « sus-scapulaire » naît très fréquemment de l'artère sous-clavière. La figure la représente provenant de la cervicale profonde. La cervicale transverse peut aussi traverser le scalène moyen.

Conclusion. — Telles sont à l'heure actuelle les dissemblables opinions qui ont cours sur la matière. N'est-ce pas vraiment la tour de Babel de l'artériologie avec la confusion des langues.

Pour débrouiller ce chaos international, pour éclairer les ténèbres produites par l'interférence des doctrines est-il nécessaire de faire de nouvelles recherches, de sacrifier d'innombrables cadavres afin de fixer définitivement le point litigieux ?

Ce laborieux travail de statistique patiente a été depuis longtemps accompli et son heureux résultat proclamé depuis 40 ans par Marcellin Duval.

En 1853 paraissait sous ce nom une petite monographie accompagnant les planches anatomiques d'un atlas qui fut terminé en 1860 après une préparation de « 18 ans ».

Cet atlas contenait des dessins très fidèles pris sur nature et lithographiés par l'auteur, de tronc thyro-cervical type et de nombreuses variétés de cette disposition normale. Les recherches personnelles de l'auteur portaient en 1853 « sur plus de 160 sujets ».

Depuis cette époque, les centaines de cas devenus millier, ont dépassé de beaucoup ce chiffre formidable si, à l'étude incessante que le maître continue encore, on ajoute les recherches consciencieuses de très *nombreux élèves* (1), dont quelques-uns sont aujourd'hui des maîtres, et qui n'ont jamais négligé l'occasion de contrôler et de confirmer par leurs préparations et leurs écrits l'enseignement de celui qui les avait convaincus. C'est cet enseignement que les pages suivantes vont exposer.

MARCELLIN DUVAL. — *Atlas général d'anatomie... et de médecine opératoire*, premier fascicule 1853, pl. 8, 6, 11.

Tronc thyro-cervical. Page 33 et suiv. : « L'artère thyro-cervicale ou *tronc thyro-cervical* naît de la partie antérieure et supérieure de la *sous-clavière*; un peu en dehors de la vertébrale, en dedans des scalènes, très près

(1) Pour ma part, sur plus de 150 cas soigneusement observés depuis 1875 tant à Brest qu'à Rochefort et à Bordeaux, j'ai trouvé la description de Marcellin Duval inattaquable. Ordinairement le tronc thyro-cervical existait dans toute sa pureté. Les anomalies qu'il m'a été donné de relever se trouvaient citées ou décrites dans le fascicule ou le traité des ligatures d'artères de l'auteur, ou même dessinées dans l'atlas.

du bord interne du scalène antérieur, et *vis-à-vis* de la *mammaire* interne..... (j'ai rencontré 5 fois sur 110 un tronc commun à la mammaire interne et à l'artère thyro-cervicale, et 2 fois un tronc commun à la mammaire interne et à la scapulaire supérieure). Le tronc *thyro-cervical*, placé sur un plan antérieur à la vertébrale, se dirige en haut et plus ou moins en dehors pour longer le bord interne du scalène antérieur ou même appuyer sur la face antérieure de ce muscle. Il *se divise* après un court trajet (fig. 25) :

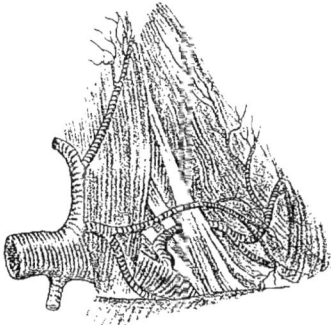

FIG. 25. — D'après MARCELLIN DUVAL. — Le tronc *thyro-cervical* donne naissance à la *thyroïdienne inférieure* qui fournit l'*ascendante*, à un petit *troncule transversal* bientôt bifurqué en *scapulaire supérieure* et *cervicale transverse superficielle*. La *cervicale transverse profonde* ou *scapulaire postérieure* naît de la sous-clavière en dehors des scalènes.

Il y a donc ici 2 cervicales transverses ; l une d'elles est la scapulaire postérieure. Le petit troncule transversal manque parfois : alors la scapulaire supérieure et la cervicale transverse superficielle sont directement branchées sur le tronc thyro-cervical, à une distance variable l'une de l'autre depuis le contact jusqu'à l'écartement de plusieurs millimètres.

1° La *branche externe* qui se *bifurque* elle-même presque immédiatement et donne naissance de bas en haut à la *scapulaire supérieure* et à la *cervicale transverse superficielle*.

2° La *branche interne* ou *thyroïdienne inférieure*......

La scapulaire supérieure et la cervicale transverse superficielle divergent immédiatement après leur naissance. La première descend sur le scalène antérieur... lors même qu'elle n'est pas fournie par le tronc thyro-cervical, et qu'elle émane directement de la sous-clavière à 3 ou 4 centimètres en dehors du scalène antérieur, elle est souvent représentée par une branche rudimentaire qui naît du tronc thyro-cervical, et se divise en 2 rameaux : l'un vertical, l'autre horizontal ; celui-ci s'épuise après avoir suivi plus ou moins longtemps le bord postérieur de la clavicule.

L'artère *cervicale superficielle* commence ordinairement par monter un peu avant de se diriger en dehors et de traverser le triangle sus-claviculaire. Cette artère... *appuie sur le scalène* antérieur, passe au-devant de lui et les *nerfs du plexus* brachial, sans *jamais s'engager* entre eux. Elle est *située derrière* le peaucier, le sterno-mastoïdien, l'omoplat-hyoïdien et son *feuillet aponévrotique ; au-devant de l'aponévrose* qui enveloppe les *scalènes* et les *nerfs du plexus, aponévrose derrière laquelle* se trouve la cervicale *transverse profonde*..... Arrivée à *l'angulaire* au lieu de pénétrer sous ce muscle comme la profonde, elle se place entre lui et le *trapèze* dans lequel elle se perd.

La *cervicale transverse profonde*, située sur un plan postérieur, provient de la partie supérieure de la sous-clavière, dans l'intervalle, et plus *fréquemment en dehors* des scalènes. Cette dernière considération négligée jus-qu'à ce jour, nous semble importante sous le rapport de la ligature de la sous-clavière, et du lieu où le fil doit être placé. La cervicale transverse profonde est en effet une branche d'un volume assez considérable ; je l'ai vue plusieurs fois égaler le diamètre de la radiale et même de la cubitale (pièces conservées). La *cervicale transverse* profonde se porte aussitôt en haut, puis en dehors..... s'introduire entre *les nerfs du plexus* brachial... Elle contourne ensuite... le *scalène postérieur*, et se *moule fréquemment* sur ce muscle, en décrivant une courbure à convexité externe. Quelquefois elle s'introduit entre les fibres du scalène postérieur et passe en grande partie derrière ce muscle : Mais on peut dire d'une manière générale que la cervicale transverse *superficielle* appuie sur le *scalène antérieur* et la *profonde* sur le *scalène postérieur*.

Lorsque la *profonde manque*, la *superficielle se charge de la suppléer* (fig. 26).

Elle conserve d'abord jusqu'à l'*angulaire* le *trajet normal* que nous avons décrit..... Mais arrivée à l'*angulaire*, au lieu de passer au-dessus de lui et de se consumer dans le trapèze, elle *plonge au-dessous ;* suit le bord *spinal* de l'omoplate...

En un mot, dans sa *portion* horizontale et *cervicale*, elle mérite encore le nom de *cervicale* superficielle puis-que aucune modification n'est apportée à son cours ; sa description *reste donc* la même jusqu'à l'*angulaire ;* mais depuis ce muscle jusqu'à l'angle inférieur du scapulum, elle *devient* identique à *celle de la profonde.*

Partis d'une *première hypothèse* (existence de 2 artères), nous sommes arrivés à *la seconde* (1) (absence de la profonde que *supplée la* superficielle).

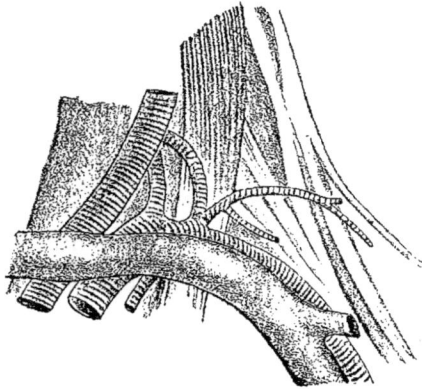

FIG. 26. — D'après MARCELLIN DUVAL. — Suppléance de la *cervicale transverse profonde(scapulaire postérieure)*absente, par la *cervicale transverse superficielle* qui naît du *tronc thyro-cervical* avec la *scapulaire supérieure*, mais au lieu de s'épuiser dans le triangle sus-claviculaire, plonge sous l'angulaire pour remplir ses fonctions supplémentaires de *scapulaire postérieure*. Ici l'artère sous-clavière passe devant le scalène antérieur, entrant en contact immédiat avec la veine sous-clavière (Voy. obs. XVIII).

On se demandera sans doute *pourquoi toutes ces dénominations* de cervicales *transverses superficielle* et *profonde?* Ne vaut-il pas *mieux* nommer cette dernière *scapulaire postérieure,* d'autant qu'il *existe déjà* une *cervicale profonde?* La réponse est bien simple.

(1) *Traité de l'hémostasie et des ligatures d'artères,* 1855-1859.

Lorsque les cervicales transverses *superficielle et profonde* EXISTENT TOUTES DEUX, la *profonde* est évidemment la *scapulaire postérieure* ; mais LORSQU'ELLE MANQUE, elle est *remplacée par la superficielle*, qui au point de vue d'une grande partie de son trajet, *devrait s'appeler scapulaire postérieure*. Ce serait retomber dans la *confusion habituelle*, et comprendre dans une même description 2 *artères distinctes* à plus d'un titre. Pour échapper à cette confusion, il faudrait *convenir dans le* second cas, de se *borner à l'expression* du fait en disant que la *cervicale transverse superficielle* FOURNIT OU SUPPLÉE la *scapulaire postérieure*.

L'auteur conclut ainsi : « 1ᶜ la scapulaire supérieure, la cervicale transverse superficielle et la thyroïdienne inférieure naissent souvent par un tronc commun (consultez les fig. 23 et 25), qu'on appellera si l'on veut thyro-cervical (artère thyro-cervicale, Theile..... afin qu'on ne se méprenne pas sur ma pensée j'ajouterai, 1° que le tronc lui-même peut manquer complètement, ce qui est rare ; 2° la scapulaire naît quelquefois beaucoup plus en dehors ; 3° la cervicale transverse profonde est remplacée assez souvent par la superficielle..... : 5° l'une des cervicales transverses, la première surtout, fournit quelquefois la scapulaire supérieure). (Voy. ci-dessous, fig. 27, la série d'anomalies empruntées à l'atlas pl. 11.)

2° On a presque toujours compris ou confondu dans une même description la cervicale transverse superficielle et la cervicale transverse profonde, artères distinctes et

D.   6

dont le trajet diffère notablement comme le prouve le résumé qui suit :

La première provient du tronc thyro-cervical, par conséquent en dedans des scalènes, passe au-devant du scalène antérieur et des nerfs du plexus brachial, sans jamais s'engager entre eux, passe au-dessus de l'ansugulaire, entre lui et le trapèze, se distribue aux parties perficielles du triangle sus-claviculaire, etc.....

La cervicale transverse profonde naît dans l'intervalle ou en dehors des scalènes, par conséquent derrière le scalène antérieur ou du moins sur un plan postérieur ; pénètre et s'engage constamment (13 exceptions sur 160 cas) entre les nerfs du plexus, passe ordinairement au-devant du scalène postérieur qu'elle contourne ; plonge sous l'angulaire et descend le long du bord spinal de l'omoplate (portion descendante ou scapulaire proprement dite). Vient-elle à manquer? la superficielle la remplacera (fig. 4 et 26) en ajoutant à son trajet ordinaire, celui qu'affecte la profonde à partir de l'angulaire ; elle lui emprunte en un mot, la portion scapulaire ou descendante. »

J'ai donné la description de Marcellin Duval presque intégralement ; pour l'étude des détails, je ne puis que renvoyer aux ouvrages de l'auteur où se trouvent indiquées un grand nombre de variétés de ces dispositions normales. La figure ci-jointe en reproduit quelques-unes (1).

(1) Sur 20 cas observés à Rochefort, 2 fois j'ai vu la mammaire in-

Nous terminerons ce long chapitre par un extrait du Manuel de dissection du professeur Auffret.

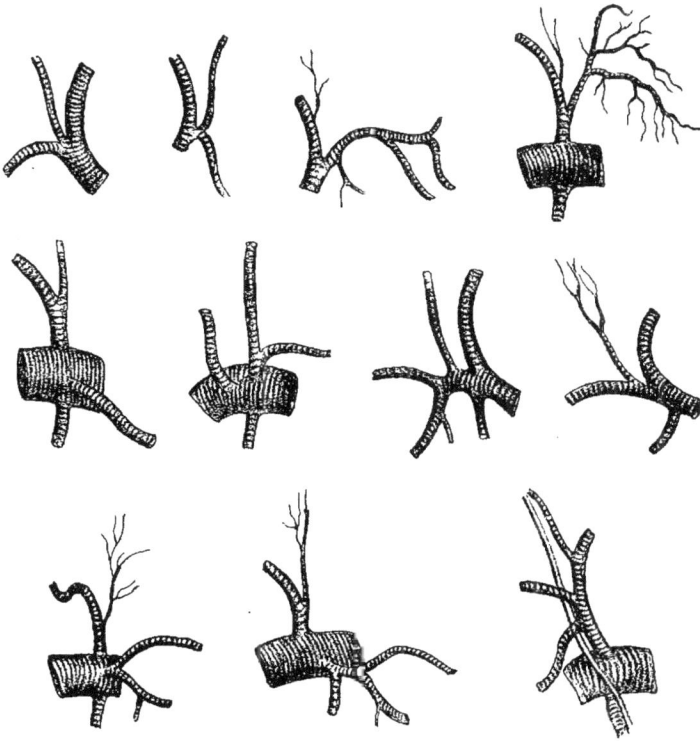

FIG. 27. — Série d'anomalies empruntées à l'Atlas d'anatomie de Marcellin-Duval (pl. 11), tous les types n'ont pu être reproduits.

Auffret. *Manuel de dissection*..... 1881, p. 146. — « Il existe peu d'entente entre les anatomistes dans la

terne tirer son origine du tronc thyro-cervical ; 4 fois la cervicale superficielle suppléait la profonde dans les conditions déterminées ci-dessus, 2 fois cette disposition était bilatérale.

dénomination de quelques-unes des branches de la sous-clavière, et l'on confond souvent cervicale transverse, scapulaire supérieure, postérieure.....

Entre l'origine de la *thyroïdienne*..... et l'intervalle des scalènes, il existe en réalité 3 artères, dans la grande majorité des cas.

L'une qui se porte en bas, longe le bord postérieur de la clavicule, en passant le plus souvent au-dessus du ligament qui convertit en trou l'échancrure de cet os. Nous l'appelons avec M. Marcellin Duval la *scapulaire supérieure*.

La deuxième qui naît aussi en *dedans des scalènes* et souvent par *un tronc commun* avec la *précédente* et avec la *thyroïdienne* inférieure, passe au-devant des nerfs du plexus brachial, et se termine *entre l'angulaire et le trapèze*. Nous l'appellerons avec le même auteur, la cervicale *transverse superficielle*.

Page 154 : « Les trois artères (th. inf., scap. cerv., tr. superf.) sus-nommées naissent le plus souvent par un tronc commun, tronc thyro-cervical, situé immédiatement dans l'axe de l'origine de la mammaire interne et très près du bord interne du scalène antérieur.

Page 146 : La troisième qui naît dans l'intervalle ou en *dehors des scalènes*, passe presque constamment *entre les nerfs du plexus*, plonge *sous l'angulaire* et descend le long du bord spinal de l'omoplate :

C'est la *cervicale transverse profonde*.

Quand celle-ci manque, la superficielle la remplace dans sa partie scapulaire ou descendante. »

A propos de la préparation de la région sterno-mastoïdienne ou carotidienne on lit à la page 145.........

« L'origine de la *thyroïdienne* supérieure appartient à cette région : elle naît le plus souvent par un *tronc com-*

mun avec la *scapulaire supérieure* et la cervicale *transverse superficielle ;* ce tronc naît de la partie antérieure
et supérieure de la sous-clavière, en dehors de la vertébrale, en dedans des scalènes, très près du bord interne du
scalène antérieur, vis-à-vis de la mammaire interne qui
émane de la partie antéro-inférieure.

On fera ressortir le point d'origine de ces *trois vaisseaux.*

On lit encore page 153. Préparations de la région
sus-claviculaire.....

« La cervicale (transverse) profonde, *nous insistons* sur
celte dernière branche; il faut la montrer et la distinguer
de la cervicale (transverse) superficielle, avec laquelle on
s'est plu à la confondre ; naissant du reste en dehors des
scalènes, dans le champ opératoire ou très près de lui, elle
est loin d'être indifférente à la ligature de la sous-clavière,
comme on le répète à tort, car la présence d'une artère
qui a souvent le volume de la radiale, dans le voisinage
de la ligature, peut être sans effet à l'amphithéâtre, mais
compromet le résultat définitif sur le vivant...........

Nous avons emprunté la majeure partie des précédents
détails à l'Atlas d'anatomie de M. Duval (fasc. 1er, p. 33
et 38) où cette région a été décrite avec une admirable
précision dès l'année 1853.

Il y aurait déni de justice à ne pas le reconnaître. »

Je puis terminer ce chapitre par des observations
personnelles toutes récentes ; elles ont été condensées
sous forme de pièces justificatives à la fin de ce travail.

Sur 33 sujets pris au hasard à l'amphithéâtre de la
faculté de Bordeaux j'ai trouvé le tronc thyro-cervical
normal 24 fois.

Sa hauteur a varié de $0^m,003$ à $0^m,006$; son diamètre a atteint jusqu'à $0^m,006$.

Sur les 24 cas, 18 fois la cervicale transverse superficielle et la scapulaire supérieure naissaient du tronc thyro-cervical par un troncule commun dont la longueur a varié de $0^m,003$ à $0^m,004$. (Voy. fig. 2.)

4 fois la divergence de ces deux artères s'est produite dès leur origine du tronc thyro-cervical (dans 3 cas des deux côtés).

3 fois la scapulaire supérieure et la cervicale transverse superficielle naissaient en présentant à l'origine un intervalle de $0^m,002$, de $0^m,005$ (voy. fig. 3) et de $0^m,01$ (1 centim.).

Dans ce dernier cas (obs. 32) la scapulaire supérieure manquait à gauche.

La cervicale transverse profonde naissait en dehors des scalènes dans presque tous les cas. 2 fois entre les muscles bilatéralement, 1 fois d'un seul côté.

Nous avons trouvé un cas unique de naissance de la cervicale transverse profonde en dedans des scalènes, (voy. obs. 3). Cette artère suppléait la superficielle dans sa partie terminale, tandis que la mammaire interne, la scapulaire supérieure et la thyroïdienne inférieure naissaient du tronc thyro-cervical incomplet.

Nous avons eu neuf cas de suppléance, l'un par la profonde que je viens de citer, les 8 autres par la superficielle; en général le tronc commun à la scapulaire supérieure et à la cervicale transverse superficielle suppléant la profonde ne dépassait pas 3 ou 4 millimètres et n'atteignait pas le bord externe du scalène antérieur (voy. fig. 4).

On trouvera à la fin de ce mémoire à titre de pièces justificatives, les 32 observations dont il s'agit, la 33° fait partie du 1er chapitre.

III. — MUSCLES

Sans insister ici sur les insertions claviculaires sterno-mastoïdiennes, un peu plus étendues que d'ordinaire, nous n'aurons à nous occuper ici que du faisceau trapézien supplémentaire que le hasard nous a offert.

Je ne puis mieux faire que de recourir au remarquable ouvrage du professeur Testut sur « Les anomalies musculaires ».

« Sur quelques sujets qu'il a examinés dans les salles de dissection de Guy's hospital, M. Davies Colley a rencontré un faisceau musculaire distinct, qui, partant du bord antérieur du trapèze, croisait en diagonale le triangle sus-claviculaire, et venait s'insérer sur la clavicule, au-dessous du sterno-cléido-mastoïdien. »

Le petit faisceau supplémentaire trapézien dont j'ai rapporté l'observation semble se rattacher à cette classe d'anomalies. (Voy. fig. 1.)

C'est d'après Testut une preuve de la tendance à la fusion du trapèze et du sterno-cléido-mastoïdien.

L'auteur des Anomalies musculaires a vu l'aire du triangle sus-claviculaire parfois bien diminuée par l'envahissement du trapèze.

Des observateurs anglais ont vu à un degré plus avancé les deux muscles se confondre entièrement.

« Du reste sans atteindre le sterno-cléido-mastoïdien, le trapèze peut dépasser quelquefois la limite de la jugulaire, et dans ces cas, on voit une arcade fibreuse, en forme d'anse, former avec le bord postérieur de la clavicule un orifice qui permet à la veine de rejoindre le tronc veineux profond dont elle est tributaire. La présence de cette arcade, sur laquelle viennent s'insérer les fibres musculaires correspondantes à la veine, maintient à cette dernière son calibre normal pendant la contraction du trapèze. »

Certaines espèces animales partagent avec quelques privilégiés de l'espèce humaine cette disposition dont l'homme n'a plus que rarement le vestige.

L'Echidné et la Sarigue ont leurs deux muscles bien près de la fusion, que l'hyène et la civette réalisent à l'état parfait.

CHAPITRE III

RÉCAPITULATION

Ce petit mémoire conçu à l'occasion d'une dissection bien servie par le hasard, étudie un certain nombre d'anomalies en général connues et plus ou moins décrites par les auteurs, dont la réunion sur un même sujet constitue peut-être la seule particularité intéressante pour l'anatomie.

Ce sont *d'un côté :* les communications anormalement placées de la *jugulaire antérieure* avec la *jugulaire externe*, le *trajet* de l'extrémité inférieure de la jugulaire antérieure qui passe devant le chef sternal du muscle sterno-cléido-mastoïdien. Une bifurcation de la *céphalique*, qui envoie un rameau sus-claviculaire à la jugulaire externe.

De *l'autre côté :* Une *boucle elliptique* de la *jugulaire externe*, dont le tronc reconstitué serre de *très près* le *bord postérieur* de son muscle satellite.

Pour les artères, on a trouvé des deux côtés l'anomalie du tronc thyro-cervical décrite dans les ouvrages de Marcellin Duval et ses élèves.

La cervicale transverse superficielle suppléant la profonde.

L'intervalle paradoxal qui sépare les thyroïdiennes supérieures de la bifurcation des carotides primitives.

Voilà pour les anomalies.

Ce travail avait un autre but : insister de nouveau sur certaines dispositions normales, signalées déjà, mais encore négligées.

Il s'agit du tronc rétro-claviculaire des jugulaires externes et antérieures.

Enfin, du tronc artériel thyro-cervical.

Ces deux réalités anatomiques ont été tant de fois enseignées par Marcellin Duval, qu'on pourrait se demander quelle opportunité il y avait à y revenir. Les citations si nombreuses que j'ai cru devoir faire et qu'il sera loisible de passer, constituent la réponse. La plupart sont bien postérieures à la description de 1853 dont elles ne portent guère l'empreinte. J'ai voulu affirmer une fois de plus l'exactitude d'une description qui ne dépend pas de la complaisance des anatomistes.

En anatomie, comme ailleurs, la majorité fait la loi qui est ici l'état le plus fréquent, dit normal.

Ici, la loi c'est le tronc thyro-cervical et ses dispositions variées, mais dépendant d'un type préféré.

Que cette artère commune, ce tronc s'appelle *artère thyro-cervicale, tronc thyro-cervical, thyroid axis* ou *thyro-scapulaire, thyro-scapulo-cervical,* cela a peu d'importance.

Les deux choses essentielles à retenir, c'est d'une part la constitution habituelle de ce tronc avec ses trois artères dont une inconnue ou du moins souvent innommée, la cervicale *transverse superficielle*, et la naissance de la cervicale *transverse profonde* en dehors des scalènes ; d'autre part la loi de *suppléance* de celle-ci par la première, telle que nous l'avons établie.

Les anatomistes français adoptent ou bien la théorie commune de l'indépendance des 3 artères : une thyroïdienne inférieure, une scapulaire supérieure, une seule cervicale transverse ou scapulaire postérieure ; ou bien invoquant le témoignagne des étrangers, ils font appel de plus ou moins loin à travers les citations des compatriotes aux deux atlas de Tiedemann qui inspira Theile, 1823, et de Richard Quain, 1844, dont la doctrine n'a pas été toujours fidèlement transmise par les successeurs.

Chez les étrangers, il n'y a de vraie que la doctrine de Richard Quain ; c'est bien la même que depuis 1853 Marcellin Duval a professée sans relâche et sans connaître les recherches de l'auteur anglais. Avec cette différence toutefois que Richard Quain a consigné ses découvertes dans un atlas où les anomalies se suivent sans idée préconçue de classement, comme des curiosités tératologiques indépendantes, tandis que Marcellin Duval fidèle à la méthode qui l'a toujours guidé dans l'étude des anomalies s'est efforcé de découvrir la loi au milieu des caprices apparents de la nature (1).

Richard Quain a représenté le thyroid axis normal avec de nombreuses anomalies ; l'anatomiste français aboutissant aux mêmes résultats par ses recherches personnelles a décrit le tronc thyro-cervical avec une précision qui défie l'équivoque, et formulé de plus la loi de suppléance (2).

On peut donc aujourd'hui résumer en quelques mots ce trop long débat.

Il y a un tronc commun, il y a 2 cervicales transverses, il peut y avoir suppléance.

On me pardonnera cette intransigeante conclusion ; logiquement déduite de la comparaison impartiale des livres entre eux et du cadavre avec les livres.

La doctrine de Richard Quain et de Marcellin Duval s'impose aujourd'hui ; depuis quelques années elle a reçu droit de cité à la Faculté de Paris et l'éclat qui s'attache à la première chaire d'anatomie de France devrait lui donner désormais partout une autorité définitive (3).

(1) « La nature, au milieu d'un désordre apparent, suit encore des règles ; et les anomalies, loin d'être des *aberrations*, affectent souvent certaines formes, certains types réguliers susceptibles de classification » (MARCELLIN DUVAL, *op. cit.*).

(2) Voyez Atlas d'anatomie... 1er fascicule, Traité de l'hémostase et des ligatures d'artères, etc.

(3) W. Krause, professeur à l'université de Göttingue, décrit assez correctement le « *tronc thyro-cervical* », qui donne quatre branches, *thyroïdienne inférieure, cervicale ascendante, cervicale transverse, sus-scapulaire.*

« La cervicale transverse (cervicalis superficialis), qu'il ne faut pas

N'oublions pas le petit faisceau trapézien, faible témoignage de cette tendance à la fusion que manifestent le trapèze et le sterno-mastoïdien et qui n'est réalisée à l'état normal qu'en dehors de l'espèce humaine. Chez l'homme, dit la doctrine transformiste, ce petit faisceau marque un souvenir ou une étape ; mais quel qu'il soit, vestige du passé ou espoir de l'avenir, il intéresse les philosophes et les embryologistes plutôt que les anatomistes et les opérateurs.

confondre avec l'artère scapulaire postérieure », naît souvent de l'ascendante ? L'artère scapulaire postérieure, très distincte de la précédente, naît de la sous-clavière en dehors des scalènes.

Deux figures, très conformes à cette description, accompagnent le texte (201, 202, p. 323, 325, *Manuel d'anatomie humaine*, fasc. III, *Angéiologie*, 1889).

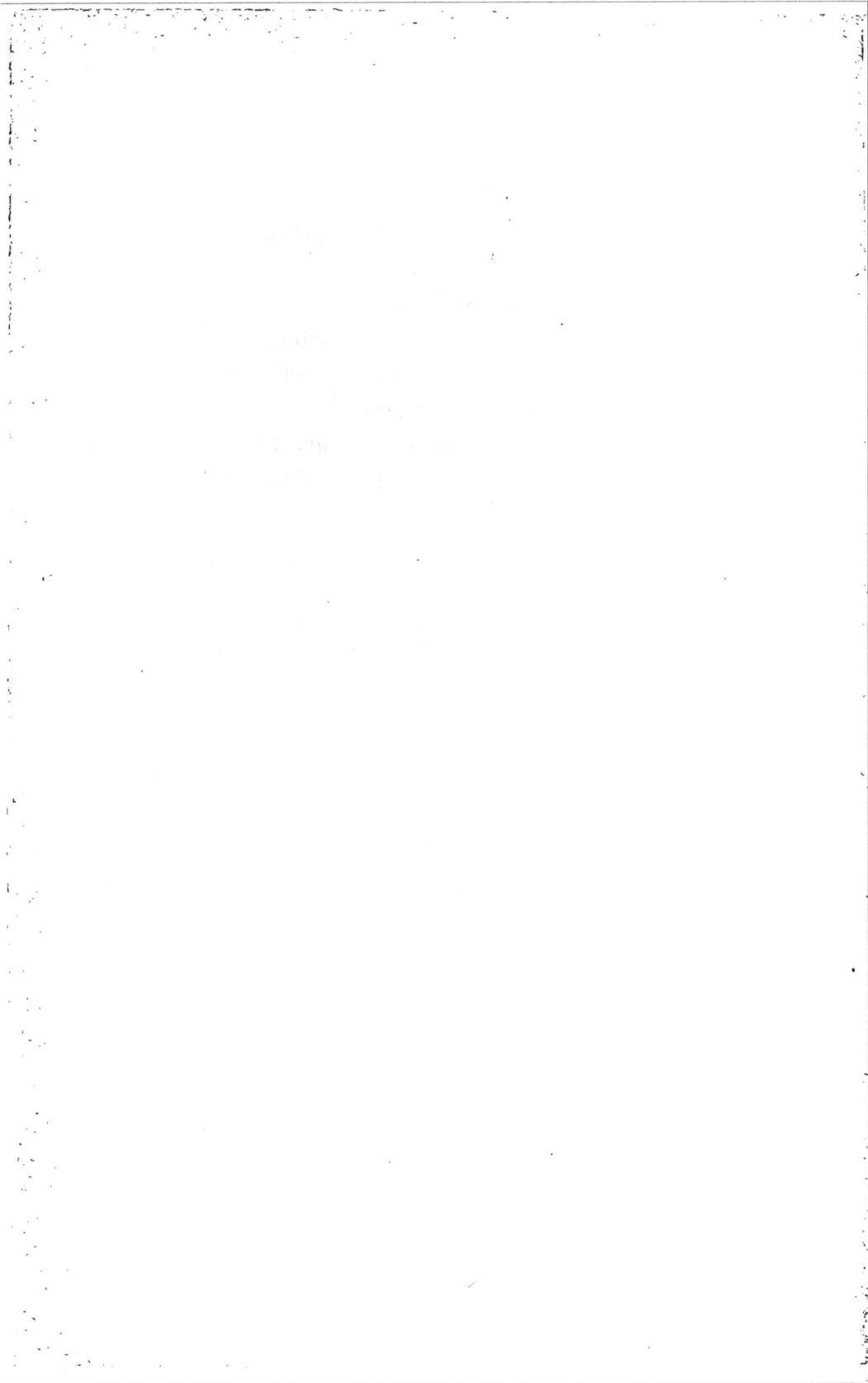

PIÈCES JUSTIFICATIVES

Obs. 1. — Côté gauche. *Artère sous-clavière.* En dedans du scalène antérieur, tronc *thyro-cervical* très volumineux large de 0,006, haut de 0,003, donne naissance à la *thyroïdienne inférieure* d'où naît la *cervicale ascendante*; à $0^m,003$ de la naissance du tronc, on voit un *troncule transversal* dirigé en dehors et qui se divise après $0^m,004$ de trajet horizontal en *sus-scapulaire* et *cervicale transverse superficielle.* La sous-clavière, le tronc thyro-cervical et ses branches divisionnaires ont été fendues avec des ciseaux; on trouve à l'origine de la bifurcation du troncule transversal un petit éperon puis un tube commun branché sur le tronc vertical thyro-cervical.

La *mammaire interne* naît très près du tronc thyro-cervical, empiétant un peu sur sa face interne.

En dehors des scalènes, à $0^m,012$ du bord externe du scalène postérieur, naît de la sous-clavière la *cervicale transverse profonde*, volumineuse, qui traverse les nerfs du plexus brachial.

Côté droit. Tronc *thyro-cervical* avec *troncule horizontal* de $0^m,003$ bifurqué en *sus-scapulaire* et *cervicale transverse superficielle.*

Entre les scalènes, très près du bord externe du scalène postérieur : la *cervicale transverse profonde* qui traverse le plexus.

Obs. 2. — Côté gauche. Tronc *thyro-cervical*, hauteur $0^m,003$ prise de l'origine à l'émergence des branches transversales ; celles-ci, *sus-scapulaire* et *cervicale transverse superficielle* naissent séparément sur le tronc vertical à $0^m,005$ l'une de l'autre.

La *thyroïdienne inférieure* émet un petit chevelu de rameaux grêles qui figurent la *cervicale ascendante*.

Entre les scalènes on trouve la *cervicale transverse profonde* qui traverse le plexus.

Côté droit. Tronc *thyro-cervical* $0^m,004$; fournit la *thyroïdienne inférieure* qui émet l'*ascendante*.

Transversalement la *sus-scapulaire* et la *cervicale transverse superficielle* naissent à se toucher et divergent angulairement dès leur naissance.

La *cervicale transverse superficielle* très volumineuse supplée la *cervicale transverse profonde* absente, en se moulant sur le scalène postérieur et le plexus, et plongeant sous l'angulaire, après avoir fourni au trapèze.

Rien entre les scalènes, ni en dehors d'eux, à la place occupée d'habitude par la cervicale transverse profonde.

Obs. 3. — Côté droit. Tronc commun de la *thyroïdienne inférieure* (qui fournit la *cervicale ascendante* à sa place ordinaire) et de la *sus-scapulaire* grêle, issue très près de l'origine de la *thyroïdienne inférieure*.

La *cervicale transverse superficielle* manque.

En dedans des scalènes, près du bord interne du scalène postérieur, de la partie postéro-inférieure de la sous-clavière naît la *cervicale transverse profonde* énorme et flexueuse qui passe DERRIÈRE *le scalène postérieur* et les nerfs du plexus, se moulant sur l'angulaire, puis plongeant au dessous de lui en se divisant en *branche supérieure trapézienne, inférieure scapulaire postérieure ;*

tout près de sa naissance la cervicale transverse profonde a envoyé un rameau superficiel au triangle.

Côté gauche. Tronc commun à la *mammaire interne*, à la *thyroïdienne inférieure*, à la *sus-scapulaire*, en dedans du scalène antérieur.

Pas de *cervicale transverse superficielle*.

La *cervicale transverse profonde* naît en dedans du scalène postérieur près de son bord interne, de la partie postéro-inférieure de la sous-clavière, passe DERRIÈRE les scalènes et le plexus, se moule sur l'angulaire, et près de son bord externe se divise en branche supérieure *trapézienne*, inférieure *scapulaire postérieure*.

Obs. 4. — Côté gauche. Tronc *thyro-cervical normal*, troncule horizontal de 0^m,003 commun à la *cervicale transverse superficielle* et à la *sus-scapulaire*.

Cervicale *transverse profonde* en dehors des scalènes.

Côté droit. Tronc thyro-cervical normal. Cervicale transverse profonde comme ci-dessus.

Obs. 5. — Des deux côtés tronc *thyro-cervical* avec troncule transversal commun à *la cervicale transverse superficielle* et la *sus-scapulaire*. A gauche ce troncule a 0^m,004.

La cervicale transverse profonde naît en dehors des scalènes et traverse le plexus.

Obs. 6. — Côté gauche. Tronc *thyro-cervical* émettant la *thyroïdienne inférieure* et transversalement un troncule de 0^m,003 bifurqué en *sus-scapulaire* et *cervicale transverse superficielle;* celle-ci supplée la *transverse profonde* et fournit après 0^m,03 de trajet sa branche de bifurcation supérieure trapézienne.

D.

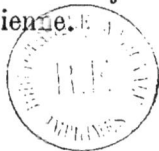

7

Côté droit. Troncule transversal commun à *sus-scapulaire* et *transverse superficielle*. La *superficielle* supplée la *profonde*. Entre les scalènes, on trouve une minuscule artériole qui gagne au-devant du plexus la face profonde de l'angulaire et s'y perd (rudiment de la transverse profonde).

Obs. 7. — Côté gauche. Tronc *thyro-cervical*, troncule transversal bifurqué en *sus-scapulaire* et *cervicale transverse superficielle*, celle-ci supplée la *profonde*, absente.

Côté droit. Tronc normal avec troncule transversal normal. La cervicale transversale profonde naît en dehors des scalènes.

Obs. 8. — A droite et à gauche dispositions normales. La *cervicale transverse profonde* naît en dehors des scalènes.

Obs. 9. — Des deux côtés dispositions normales (tronc thyro-cervical avec troncule transversal bifurqué en *sus-scapulaire* et *cervicale transverse superficielle*. Naissance de la *cervicale transverse profonde* de la sous-clavière en dehors des scalènes).

Obs. 10. — Tronc *thyro* avec suppléance bilatérale de la *cervicale transverse profonde* par la *superficielle*.

Obs. 11. — Côté droit. Tronc *thyro*; suppléance de la *cervicale transverse profonde* par la *superficielle*.

Côté gauche. Dispositions normales.

Obs. 12. — Des deux côtés, dispositions normales.

Obs. 13. — Côté droit, tronc *thyro-cervical* énorme

long de 0ᵐ,015. Suppléance de la *transverse profonde* par la *superficielle*.

Côté gauche, *thyro* normal ; pas de troncule transversal : les deux artérioles naissent au contact et divergent aussitôt. *Cervicale transverse profonde* en dehors des scalènes.

Obs. 14. — Côté droit. Tronc *thyro* donnant naissance transversalement à la *sus-scapulaire* et à la *cervicale transverse superficielle ;* celle-ci supplée la *transverse profonde*. Les deux branches naissent au contact et divergent aussitôt.

Côté gauche. Tronc *thyro ;* suppléance.

Obs. 15. — *Thyro normal* des deux côtés avec troncule transversal de 0ᵐ,003.

Obs. 16. — Des deux côtés dispositions normales.

Obs. 17. — Des deux côtés, tronc *thyro* avec troncule transversal de 0ᵐ,002. Artère *cervicale transverse profonde* en dehors des scalènes.

Obs. 18. — *Femme.*

Côté gauche. L'artère sous-clavière passe devant le scalène antérieur, un peu au-dessus de la veine. L'artère vertébrale naît en dedans du scalène antérieur. Le tronc thyro-cervical sur le muscle, ainsi que la mammaire interne ; en dehors, à la hauteur du bord externe du scalène postérieur se détache la cervicale transverse profonde qui traverse le plexus brachial.

Côté droit. Artère sous-clavière normale.

Des deux côtés le tronc *thyro-cervical* est normal dans sa division et sa distribution.

OBS. 19. — Côté droit. Tronc *thyro;* pas de troncule transversal, la *sus-scapulaire* et la *cervicale transverse superficielle* naissent du tronc séparément à une distance de $0^m,003$ (voy. fig. 3).

Côté gauche. Tronc normal ; les deux artères transversales divergent dès leur naissance.

OBS. 20. — Des deux côtés tronc *thyro* avec les deux artères transversales naissant à se toucher et divergeant dès l'origine, *cervicale transverse profonde* en dehors des scalènes.

OBS. 21. — Des deux côtés, disposition normale.

OBS. 22. — Dispositions normales bilatérales.

OBS. 23. — Côté gauche. Le tronc *thyro* donne naissance à la *th. inférieure* et à la *mammaire interne.* Le troncule transversal qui se bifurque en *sus-scapulaire* et *cervicale transverse superficielle* a $0^m,006$, transverse profonde régulière.

Côté droit. Tronc *thyro ;* suppléance de la *transverse profonde* par la *cervicale transverse superficielle* qui de plus fournit à l'origine la *cervicale ascendante.* La *mammaire interne* naît du tronc *thyro-cervical.*

OBS. 24. — Des deux côtés tronc *thyro* avec troncule transversal de $0^m,003$. La *transverse profonde* naît entre les scalènes, très près du bord externe du scalène postérieur.

OBS. 25. — Des deux côtés dispositions normales. Intervalle à la naissance entre les deux transversales (*sus-scapulaire* et *cervicale transverse superficielle*) 0ᵐ,002.

Obs. 26. — Suppléance bilatérale de la *cervicale transverse profonde* par la *superficielle*.

Obs. 27. — Des deux côtés tronc *thyro* sans troncule transversal ; les deux artères transversales divergent à l'origine.

La *cervicale transverse profonde* naît à gauche, entre les scalènes ; à droite, en dehors.

Obs. 28. — Côté droit. *Thyro* normal avec divergence à la naissance ; *cervicale transverse profonde* en dehors des scalènes.

Côté gauche. Suppléance de la *transverse profonde* par la *superficielle*. Ces deux artères à leur naissance sur le tronc *thyro-cervical*, sont écartées de 0ᵐ,01.

Obs. 29. — Des deux côtés tronc normal avec troncule ; *cervicale transverse profonde* en dehors des scalènes.

Obs. 30. — Des deux côtés tronc thyro avec troncule transversal.

Obs. 31. — Côté droit. Tronc *thyro* sans troncule transversal. Intervalle entre la *sus-scapulaire* et la *cervicale transverse superficielle* 0ᵐ,005.

Côté gauche. Ces deux artères divergent dès l'origine.

Bilatéralement la *cervicale transverse profonde* naît en dehors des scalènes.

Obs. 32. — Côté gauche. Le tronc *thyro* donne naissance en haut à la *thyroïdienne inférieure*, transversalement à la *cervicale transverse superficielle ; absence de scapulaire supérieure.*

La cervicale transverse profonde en dehors des scalènes.

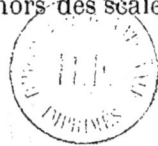

Côté droit. Tronc *thyro* normal; intervalle entre la *sus-scapulaire* et la *cervicale transverse superficielle* $0^m,01$.

Cervicale transverse profonde en dehors des scalènes.

TABLE DES MATIÈRES

IMPRIMERIE LEMALE ET Cie, HAVRE

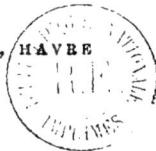

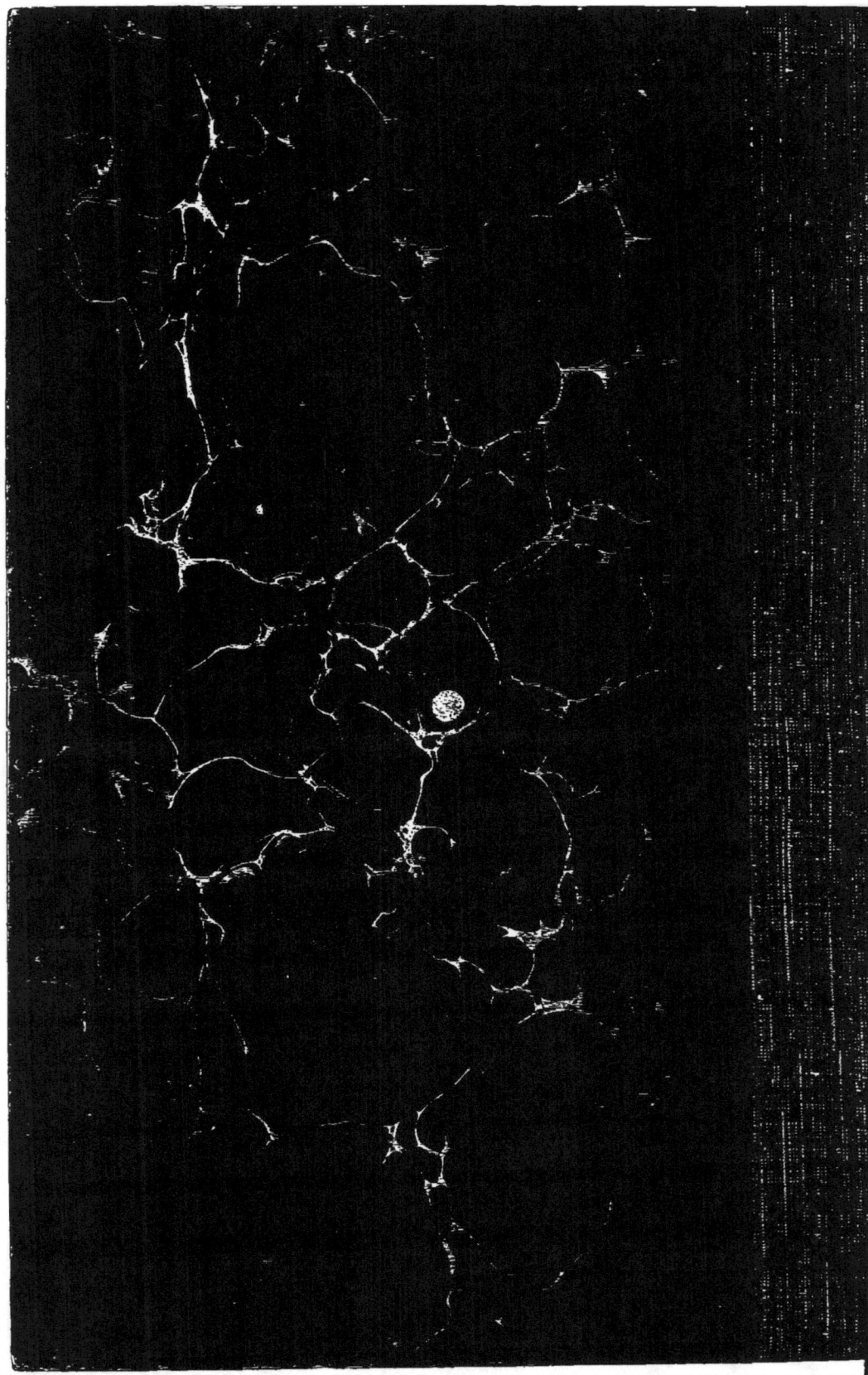

www.ingramcontent.com/pod-product-compliance
Lightning Source LLC
Chambersburg PA
CBHW071452200326
41519CB00019B/5710